如何成为
好好吃饭的棒小孩

ママと子の「ごはんの悩み」
がなくなる本

[日] 松丸奖 著　　陈鑫 江磊 译

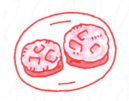

北京联合出版公司
Beijing United Publishing Co.,Ltd.

图书在版编目（CIP）数据

如何成为好好吃饭的棒小孩 /（日）松丸奖著；陈鑫，江磊译.—北京：北京联合出版公司，2019.8
ISBN 978-7-5596-3084-1

Ⅰ.①如… Ⅱ.①松… ②陈… ③江… Ⅲ.①儿童－营养卫生 Ⅳ.①R153.2

中国版本图书馆CIP数据核字（2019）第058669号

著作权合同登记 图字：01-2018-7881号

MAMA TO KO NO "GOHAN NO NAYAMI" GA NAKUNARU HON
BY Susumu Matsumaru
Copyright © 2017 Susumu Matsumaru
Original Japanese edition published by Sunmark Publishing, Inc., Tokyo
All rights reserved.
Chinese (in Simplified character only) translation copyright © 2019 by Beijing Xiron Books Co., Ltd.
Chinese (in Simplified character only) translation rights arranged with Sunmark Publishing, Inc., Tokyo through Bardon-Chinese Media Agency, Taipei.

如何成为好好吃饭的棒小孩

作　者：〔日〕松丸奖
译　者：陈　鑫　江　磊
责任编辑：龚　将　夏应鹏

北京联合出版公司出版
（北京市西城区德外大街83号楼9层　100088）
天津旭丰源印刷有限公司印刷　新华书店经销
字数：130千字　880毫米×1230毫米　1/32　印张：8.5
2019年8月第1版　2019年8月第1次印刷
ISBN 978-7-5596-3084-1
定价：48.00元

未经许可，不得以任何方式复制或抄袭本书部分或全部内容
版权所有，侵权必究
如发现图书质量问题，可联系图书调换。质量投诉电话：010-82069336

前　言
致正为孩子饮食问题烦恼着的妈妈们

　　大家好，我是松丸奖，一位在文京区某小学从事配餐[1]的菜单制定以及饮食教育教学工作的营养学家，偶尔会在电视里给观众上一堂饮食教育课，也会参加农林水产省举办的和食推广活动，但我的主要工作还是制定配餐的菜单。

　　朋友和同事们都戏称我为脑子里只想着配餐的"配餐狂魔"。现实生活中，无论是在家还是在旅行，我时常会去思考、研究和配餐相关的事情。在店里吃到好吃的东西

---

1 "配餐"即"学校分配的饭菜"之意。日本的学校（尤其是小学）会给在校学生提供专门的配餐服务。配餐的菜单由校方（或专门机构）统一制定。

时，我脑子里想的全都是——"能否受此启发，设计出让孩子们吃得开心的配餐呢？""该如何把这种食材运用到配餐里呢？"这类问题。

我总能收到身边很多妈妈在孩子饮食方面的"烦恼咨询"。

"孩子太挑食该怎么办才好？怎么才能让他不挑三拣四什么都吃呢？"

"我很担心，我家的孩子好像有点儿厌食。"

"我家孩子食欲倒是旺盛，但我担心他吃得太多了。"

"能不能告诉我哪些食材是一定要让孩子吃的呢？"

咨询的内容各式各样，但能看出每位妈妈都非常担心自家孩子的饮食问题。

听完大家的心声后，我总是发出这样的感慨："父母时时都在牵挂着孩子啊！"

每位家长都希望孩子能够"什么都不挑，肚子吃饱饱，健健康康长大"。也正因为如此，孩子的饮食问题才会源源不断地出现。

我也经常听到妈妈们说："对自家爱挑食的孩子严厉训斥，可同时自己也陷入自我厌恶之中。"实际上，这正是"肚子吃饱饱，健健康康长大"的愿望过于强烈所致。

对此，我有一个想法要告诉给正深陷其中、痛苦不堪的妈妈们：

对孩子饮食问题牵肠挂肚的父母值得表扬！

很不幸，世上还有一些父母根本不关心孩子的饮食，也不去考虑营养的均衡搭配，只想着把孩子的肚子喂饱就行。

那些不会为了孩子站在厨房开火做菜，光买些方便面、便利店的便当、快餐来对付一下的父母，或许压根儿不会为孩子的饮食问题烦恼。

在随便买点儿东西就能填饱肚子的情况下，还能认真考虑怎么提高孩子的饮食生活质量，怎么才能让孩子吃饭香香的妈妈们——

我不由得心生崇敬之情。因为在我看来，"为孩子着想"正是解决问题、改善情况时不可或缺的态度。

所以，本书的创作初衷就是尽可能地帮助各位好妈妈解决烦恼和不安。

在此，我先向购买本书的读者传达几个观点。

各位父母也要以身作则，和孩子一起享受饮食。

父母在孩子的心中占着很重要的位置，所以，我希望全家人围着餐桌一起吃饭能成为最令人开心的时光。如果爸爸妈妈做菜时焦躁不堪，吃饭时惴惴不安，那么这些情绪很快就会影响到孩子。

回想一下，你家的餐桌上，这些话是否漫天乱飞过？

"别光吃肉，也去夹点儿蔬菜！你再挑三拣四的话，我就不给你做饭了！"

"赶紧吃掉，你打算拖拖拉拉到什么时候？"

"别剩下，全部吃掉！"

像这样边被最喜欢的爸爸妈妈训斥边吃饭，对孩子们来说是一件非常痛苦的事。

父母难得为孩子做的饭菜，也会因此变得索然无味。

如果一直在这样的状态下吃饭，或许在不知不觉间，孩子就会觉得吃饭并不是一件快乐的事了，这实在让人可惜。

正因为如此，我最想对深受"孩子挑食怎么办""吃得太多怎么办"等各类吃饭问题困扰的育儿期妈妈们说：

"首先,你们要以身作则,和孩子一起享受饮食。"

当孩子看到父母笑眯眯地做菜,并且吃得津津有味时,他们的心情也会跟着明朗起来。

全家人围着餐桌,聊聊今天发生的事,在孩子吃得很多时父母还能及时表扬,这段时光将成为孩子心中非常温暖、深刻的回忆,他们也能因此认识到吃饭的重要性。为了营造如此美妙温馨的画面,**父母的笑容必不可少**。

要想打消多数母亲在孩子饮食方面的不安情绪,就必须给予孩子"吃饭是一件快乐的事""吃的东西味道非常好"的切实感受,使他们对饮食留下积极的印象。

我相信,只要孩子爱上吃饭,那么厌食和挑食的情况就一定能得到改善。

为此,我希望家长务必和孩子一起享受饮食。

身为一名营养学家,我每天都在思考如何才能让孩子变得享受吃饭,如何才能让他们吃下不合口味的蔬菜。

思考的结果使我意识到:**解决饮食问题的方法不止一个**。所以,不必再为孩子的饮食过度烦恼了,一直期望他们能够"什么都不挑,肚子吃饱饱,健健康康长大"的家长们，只要有这本书在手，就能让您家的孩子成功做出改变。

这本书介绍了很多让孩子克服在蔬菜等食材上挑食的方法，以及让他们对某些食物转厌为喜的窍门。从吃饭前的准备流程，到餐桌上要保持的状态，食材的大小、切法，烹调的方式，以及精神鼓励的应有形式，各式各样的方法旨在帮助孩子喜欢上曾经让他们头疼不已的食物。

敬请家长活用书中提供的多种让孩子主动吃饭、爱上吃饭的方法。

如果这些都管用的话，我还有一招希望您一定要用上，千万别忘了。

那就是——**表扬孩子**。

比如，当孩子开始吃原本讨厌的东西，或今天的饭量比昨天增加时，父母一定要好好表扬他们一番。即使是平时一直会吃的东西，当他们全部吃完时，父母也应当给予表扬。

有家长反映说："我家的孩子在感冒时还能吃下汉堡肉。"碰到这种情况，请同样不要吝惜您的表扬。

无论是学习还是运动，在擅长的方面受到表扬时，孩子的兴趣会越发浓厚。与此同时，他们会心生挑战新事物的勇气，对待饮食也是一样。

所以，请让孩子多积攒一些吃了就能受到表扬的体验。

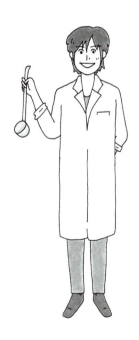

别忘了，父母也要展现出积极吃饭的形象给孩子看。

如果能做到这些，我向您保证，本书所介绍的解决吃饭问题的指导方法，一定能起到更上一层楼的效果。

目 录

第1章　致对挑食束手无策的妈妈们 / 1

- **Q1** 孩子讨厌的东西，也要让他们硬吃下去吗？ / 2
- **Q2** 警惕心太强，不敢吃第一次接触的菜，该怎么办？ / 6
- **Q3** 我自己也有不爱吃的蔬菜，说到底，蔬菜是非吃不可的食材吗？ / 10
  - ❖ 应季的代表蔬菜 / 13
- **Q4** 如果孩子不吃生蔬菜该怎么办？ / 14
- **Q5** 能不能教教我消除蔬菜苦味的方法呢？ / 18
- **Q6** 如果不爱吃肉，又该怎么办？ / 20
- **Q7** 孩子根本不吃鱼，有没有克服这个毛病的办法？ / 25
- **Q8** 想让孩子吃鱼，但我自己却不敢碰鱼，该怎么办？ / 30
- **Q9** 我家孩子不喝牛奶，有没有什么替代品呢？ / 34
- **Q10** 如果食材刚好是自己或丈夫都不爱吃的，该怎么办？ / 38
  - ❖ 小学生最不爱吃的10种蔬菜对身体有哪些好处呢？ / 42
  - ❖ 给忙碌不堪的妈妈们的食谱小助手① / 44
  - ❖ 给忙碌不堪的妈妈们的食谱小助手② / 46

第 2 章　致想要消除孩子吃饭时不良情绪的妈妈们 / 47

Q11 孩子吃饭不专心，该不该严厉训斥？ / 48

Q12 孩子把食物当玩具，该怎么办才好？ / 52

Q13 孩子吃饭速度慢，该怎么办？ / 56

Q14 孩子严重偏食，真让人担心 / 58

Q15 孩子不把一道菜吃完，就不肯吃下一道，该怎么办？ / 62

Q16 孩子饭量小，没吃多久就直喊"吃饱了"，真让人困扰 / 64

Q17 没办法像其他妈妈一样给孩子做漂亮的卡通角色便当，真让人烦恼 / 67

Q18 明明昨天还吃得好好的，今天就说"不想吃了"，该怎么办才好？ / 69

Q19 小学六年级的女儿因在意自己的体形不肯吃饭，该怎么办才好？ / 71

❖ 帮忙等级清单——初级篇 / 73

❖ 帮忙等级清单——中级篇 / 74

❖ 帮忙等级清单——高级篇 / 75

❖ 给忙碌不堪的妈妈们的食谱小助手③ / 76

第3章 致正为"偏食""肥胖""过瘦"问题头疼不已的妈妈们 / 77

Q20 孩子食欲旺盛,对食物来者不拒,我该如何把控孩子进食的量呢? / 78

❖ 孩子食用米饭、面类的量值 / 81

Q21 孩子觉得自己有点儿胖,需要让他减肥吗? / 82

Q22 我家孩子口味重,还有舔酱油和盐巴的癖好,该怎么办? / 86

❖ 舌头等级自测表 / 89

Q23 孩子对吃饭没兴趣,该怎么办? / 90

Q24 孩子不吃米饭,该怎么办? / 94

❖ 我推荐的几款米 / 97

Q25 孩子喜欢米饭、面包和意面,糖分的摄入量会不会太高? / 98

Q26 我家孩子比同龄人瘦得多,该怎么办才好? / 100

Q27 孩子在吃晚饭前闹肚饿,该怎么办才好? / 102

Q28 孩子光吃油炸食品,不怎么吃其他东西,该怎么办? / 104

Q29 孩子因患苦夏病导致食欲不振,有什么应对的方法吗? / 106

❖ 适合在家庭菜园里我种的蔬菜 / 110

❖ 给忙碌不堪的妈妈们的食谱小助手④ / 112

第4章　致担心点心对身体不好的妈妈们 / 115

Q30 能给孩子吃市面上贩卖的点心吗？ / 116

Q31 孩子只想喝碳酸饮料，能给他买吗？ / 120

Q32 请推荐一些适合发育期孩子吃的点心 / 124

Q33 可以给孩子吃加了洋酒的点心吗？ / 126

Q34 孩子好像自己在外偷偷买东西吃，我想加以制止 / 128

Q35 担心孩子脱水，所以给他们喝运动饮料，这么做真的好吗？ / 130

Q36 有没有适合零经验的我制作的点心？ / 132

Q37 孩子喜欢吃偏咸的点心，我担心盐分的摄入会过量 / 134

❖ 对身体有益的点心食谱 / 136

第5章　致想要多多了解孩子饮食知识的妈妈们 / 139

Q38 孩子可以和大人用相同的调味方法吗？ / 140

Q39 加工食品的添加剂挺让人在意的，会不会对孩子的发育造成影响？ / 144

Q40 主妇朋友们携孩子一起聚会，经常会选择去一些快餐店，真让人头疼，该怎么办才好？ / 146

Q41 核泄漏事故发生后，放射性物质总让人提心吊胆，有没有这个必要？／148

Q42 该不该给孩子吃蛋白粉等保健补品呢？／150

Q43 当下流行的健康食品对孩子来说是否必要？／154

Q44 孩子也适合吃糙米吗？／156

Q45 是不是让孩子喝水喝得越多越好？／158

Q46 有没有哪一种食材是"吃一下为好"的？／160

Q47 红茶和绿茶里的咖啡因摄入量应当控制在多少限度内？／162

❖ 有益身体的手工果汁食谱／164

第 6 章　致想要通过饮食促进孩子身心健康的妈妈们／165

Q48 有没有什么食谱适合叛逆期的孩子？／166

Q49 饮食和心理健康有关系吗？／170

Q50 有适合吃饭的时间段吗？／172

Q51 孩子老感冒，我想让他身体更强健一点儿／174

Q52 能不能通过饮食来增高？／176

Q53 有没有能增加体力的食物？／178

Q54 能靠饮食激发脑力吗？／182

Q55 能不能告诉我一些有助于提高注意力的食谱？ / 184

Q56 有没有通过饮食一下子提高学习能力的方法？ / 186

Q57 能不能推荐一些夜宵食谱？ / 188

❖ 给忙碌不堪的妈妈们 4 周份菜单 / 192

❖ 消除焦躁情绪的食谱 / 196

第7章 致不擅长 & 没时间做饭的妈妈们 / 199

Q58 想要告别模式单一的烹调法！ / 200

❖ 给忙碌不堪的妈妈们几点小贴士 / 204

❖ 简单调味 & 使用常备食材·调料制作的菜肴案例 / 206

Q59 工作太忙没有时间做饭，该怎么办？ / 208

Q60 有没有既省钱又营养美味的菜肴？ / 212

Q61 有什么适合放进便当里的可口配菜吗？ / 216

Q62 我不擅长炸东西，能不能教我一些避免失败的方法？ / 218

Q63 早上总是手忙脚乱的，根本没有时间好好做饭 / 220

❖ 推荐给忙碌不堪的妈妈们几款烹调工具 / 224

❖ 让做饭乐趣无穷的便捷烹调工具 / 226

❖ 不会让您白花冤枉钱的烹调工具 / 228

后记　给孩子打造一个助力梦想实现的身体吧 / 231

活用这些食谱，让孩子爱上蔬菜和鱼 / 239

- 一点儿都不辣的快手泰式拌饭 / 240
- 加了青椒的半片特制三明治 / 241
- 茄子煎蛋日本风味的菲律宾茄子煎蛋 / 242
- 中国风牛肉炒芦笋 / 243
- 用自制番茄酱制作的玛芬比萨 / 244
- 10分钟即可完成的快手海鲜意面 / 245
- 手工小菜烫黄瓜 / 246
- 让人上瘾的清炒西芹凉菜 / 247
- 胡萝卜多多的胡萝卜御好烧 / 248
- 特别下饭的青豆天津饭 / 249
- 鱼 / 250
- 用平底锅就能做的软糯味醂烧鲭鱼 / 251
- 让人爱上吃鱼的竹荚鱼汉堡排 / 252
- 味道棒棒的盐烤秋刀鱼 / 253

第1章
致对挑食
束手无策的
妈妈们

Q1 孩子讨厌的东西，也要让他们硬吃下去吗？

确实，什么都不挑，什么都吃的人活得更安逸，身体更健康，所以吃还是要吃的。然而，强迫却不是一个可取的方式，**应该从"舔一下，吃一口"开始训练**。实际上，光舔一下，是几乎尝不出味道如何的，但舔一口自己讨厌的东西就能获得大人的表扬，孩子还是会因此而高兴，并对自己充满自信。

孩子用舌头品尝过的东西太少，所以能接受的味道的范围很小，吃不惯的东西肯定比大人多。回想一下，各位是否也有在孩提时期吃不下的某样食材，不知不觉间就能吃得津津有味的经历呢？

就像我，小时候一点儿都不喜欢吃生姜，而现在却能吃下去，甚至还觉得挺好吃的。随着年龄的增长，接触到的味道越来越多，舌头的味觉体验愈加丰富，曾避而远之的东西也能欣然入口了。

因此，即使不能马上吃下去，至少也要让孩子从一小口开始尝试，循序渐进地习惯一种味道，这在孩提时代非常重要。因为不喜欢而连筷子都不肯动一下的话，是永远习惯不了这种味道的。

最不可取的做法就是不采取任何措施，放任自流。比如蔬菜一类的食材，<mark>只要改变一下切割的大小</mark>，孩子的反应就会不一样。

绝大多数的孩子都不喜欢吃水菜[1]，但并非接受不了其味道，最重要的原因是吃着不顺口。碰到这种情况，只要把水菜切得再短一些，孩子们就会毫无抵触地吃下去了。

此外，<mark>"烹调方式由孩子来决定"</mark>也是一个妙招。

"你想要妈妈怎么烧呢？烤、炸，还是包起来？你觉得怎么烧最好吃？"让孩子自己选择，他们就会向自我暗示——"这是我选择的"，并吃下用这种方法烹制的食物了。

作为一名营养学家，经验告诉我孩子有三种最讨厌的

---

[1] "水菜"又被称为"京菜"，是日本育成的一种外形新颖、富含矿物质的蔬菜新品种。

食物——蔬菜、鱼肉、豆类。

如果他们讨厌薯片，想必各位妈妈也不可能费尽心机一定要让他们吃下去了。正因为都是些有助于身体健康、不可或缺的食材，所以妈妈们才会想方设法地让他们吃下去。

把这一点好好传达给孩子也很重要。虽说他们年纪还小，但我们也不能不由分说地下"赶紧吃下去！"的命令，**而是详细地告诉他们：吃了这种食材，对身体具体有哪些好处**。如此一来，孩子们就能顺理成章地接受，并心生克服挑食的挑战意识了。

大豆和扁豆经常被放进日本小学的配餐"辣豆汤"里。明明用了孩子讨厌吃的豆类，为什么这道汤却深受欢迎呢？那是因为用来调味的是孩子们最喜欢的番茄酱。

其他的配餐，比如咖喱，里面也放了豆类。**调好味的话，孩子就能轻松吃下原本不爱吃的食材了**。此外，无论是辣豆汤还是咖喱，关键就在孩子们能够看出这道菜里放了什么。

经常听到妈妈们说，为了让孩子吃下不爱吃的食材，特意将其切得细碎，混进汉堡肉里。我并不推荐这种方法。

"今天的汉堡肉里加了豆子呀，你居然全都吃下去了，真棒！下次要不要尝尝煮豆呢？"

就算对孩子这么说，我也不认为他们马上就能吃下煮豆。

"在亲眼看见里面放了豆子的前提下吃进去"和"在没发现里面放了豆子的情况下吃进去"是完全不同的。某种程度上讲，**不在认出食材原形的基础上吃下它，孩子是无法获得"我能吃这样东西了"这一成就感的**。总之，要想纠正孩子挑食的毛病，先要树立不急于求成的态度。

这并不是说任由孩子讨厌这种食材，而是哪怕只有一点儿，也要让他们挑战着吃吃看，不加以强迫，在理解和接受后多少吃一点儿即可。我们要在孩子大胆地舔了一口时立即表扬，并以充足的耐心持续这一行为。即使孩子现在吃不下去，各位也不必过分忧虑、焦躁不安，请放下心来。

Q2 警惕心太强,不敢吃第一次接触的菜,该怎么办?

对入口的东西抱有强烈的警惕心,是人类的本能,特别是孩子,不愿去尝试苦味、酸味。据说,因为腐败的、有毒的东西带有这些味道,所以为了保命,**身体会本能地排斥它们进入**,而这些味道会在孩子成长的过程中逐渐被接受。

前阵子,学校的配餐里新推出了"黑芝麻栗子豆沙面包",一些没吃过豆沙面包或不喜欢豆沙的孩子,在看到这款面包的瞬间,就心生不想吃的想法,吃之前还会掰一半放回配餐台。而那些小心翼翼地尝了一口的孩子,大多都为这份美味所征服,最终狼吞虎咽地把它吃完。接下来,陆续有孩子后悔之前掰掉了一半,跑来参加"加量猜拳"[1]游戏。和大人一样,**孩子也很难想象第一次接触的食**

---

[1] "加量猜拳",日本部分学校规定,在吃完配餐里的东西后,如果还想要配餐台上剩余的食物,可通过猜拳的方式去获取。

==物的味道==。或许吃起来非常苦，或许会留下不好的印象，所以感到害怕是再正常不过的现象了。

而且，如果第一次吃的东西正巧特别难吃，那么一朝被蛇咬，十年怕井绳，以后再吃一些来历不明的东西时，警惕心会变得更强。

要想孩子如你所愿，能尝试着吃吃看，最好的方法是==让他们看到父母很享受这份食物的样子==。即便有本能的警惕心，只要有父母的鼓励，他们就会慢慢放下这道心墙。

就拿紫薯点心来举例。鲜艳的紫色，让不少第一次见到紫薯的孩子大吃一惊。这时，各位妈妈可以说说这句话，看下效果如何：

"这个呀，虽然它是紫色的，但也是一种番薯，是一种颜色非常漂亮的番薯，而且很好吃啊，妈妈就非常喜欢。你要尝尝看吗？"

你看，比起害怕，孩子会把想法转移到"要不要尝尝看"吧。

但是，如果你说的是："哇，这是什么颜色？！番薯居然还有这么奇怪的颜色呀！"又会导致怎样的结果呢？

妈妈仅凭直观感受脱口而出的一句话，反倒加剧了孩子的恐惧心。

孩子比大人想象中还要害怕第一次接触到的食物。这一点千万别忘了，一定要好好鼓励他们才行。

孩子不敢伸手夹来吃的那些菜，也要先摆到餐桌上，大家分着吃。就算孩子不吃也没关系，关键是大人要告诉他们这道菜味道很好，并把进食的过程展现出来，绝不能因为孩子不动筷子而生气。

每天在餐桌上摆好饭菜，耳濡目染父母的声声"好吃"；和朋友们利用学校的配餐反复提升味觉体验——通过这些方式，孩子的内心会不知不觉地萌生对吃饭的兴趣，面对未知的东西时也能涌现"要不要尝尝看"的想法。而父母，就请从旁守候，静待花开吧。

另外，**把做菜的过程展示给孩子看，也能成为他们对食物放下戒备心的一个契机**。即使是第一次在家里做的菜，只要把制作的过程展示给他们看，让他们也一同参与，恐惧感就能自然而然地消失了。不仅是女孩子，其实男孩子也很喜欢动菜刀。在还没习惯前不需要用手固定食材，只管用单手"嚓嚓"地切下去就行。父母要给孩子这个挑战的机会。

我推荐的帮工方式是，孩子也能顺利完成的"搓丸子系列"。

比如在制作甜薯点心时，可先把蒸好的番薯碾碎，在里面加入砂糖等材料，搓成丸子后烤起来便大功告成了，非常简单！如果父母还能加上这些评价的话，就更完美了：

"今天的甜薯点心是××做的！"

"哇——让我看看，看上去好好吃啊，真厉害呀！"

要想治好孩子挑食的毛病，家人的协助必不可少。这份责任不能光落在妈妈的肩上，爸爸也要承担起来，祈愿"孩子能什么都吃，获得食物带来的幸福"，并与妈妈齐心协力。如此一来，就一定能收获好的回报。

在孩子吃下去的同时，别忘了及时表扬。无论是孩子喜欢还是不喜欢的东西，只要他们能吃下去，我都会进行表扬。

像炸鸡排、炸鸡块，这些孩子乐意吃下去的东西，父母也要在他们吃完后立即表扬。通过这种方式，把受表扬很开心的心理体验和饮食联系在一起，对孩子们来说，吃饭就成了一件非常开心的事情。一旦产生这样的想法，就到了由他们自己说出想吃什么的时候了。

Q3 我自己也有不爱吃的蔬菜,说到底,蔬菜是非吃不可的食材吗?

蔬菜里含有很多能帮助孩子健康成长的营养素。我们大人如果想要每天过健康的生活,也必须摄入蔬菜中的营养素。**从健康的角度考虑,蔬菜确实不可或缺。**

或许会有人质疑:"铃木一郎[1]从不吃蔬菜,不也成为一名相当厉害的棒球运动员吗?"

我要说的是,那不过是特例中的特例。毋庸置疑,铃木一郎确实是一流的运动员,但请仔细想一下,不吃蔬菜的人中,几乎没有一位能和他相提并论。

所以蔬菜基本上算是一种能吃则吃的食材了。

最重要的是,新鲜的蔬菜真的很美味。

拿黄瓜蘸点儿味噌酱,"咔嚓"一口!

---

[1] 铃木一郎是日本一流的棒球选手,效力于美国职棒大联盟马林鱼队。

在刚炸好的茄子上滴几滴酱油,"啊呜"一下!

撒些盐在熟到红透的番茄上,"嘎嘣"一咬!

如果蔬菜本身足够新鲜,就算只是简单处理,它们也能摇身变为绝佳的美味食材,让人拜倒在它们独特的口感和甘甜的滋味下。

而且蔬菜还有给肉类、鱼类提味的功能。

比如在姜汁烧肉中加入洋葱和卷心菜,味道真是好极了。放在火锅里一起煮的猪肉和白菜,简直是天作之合。而拿莴苣叶包着烤肉一块儿吃,那爽脆的口感令人欲罢不能,清甜的莴苣叶让烤肉的油腻感荡然无存,食欲也随之大增。

蔬菜无疑是一种美味的食材,而很多人不喜欢吃的原因,只是还未领略到其真正的滋味。

以及,**还不知道让蔬菜变得可口的烹调方法**。我在书末收录了许多烹调蔬菜的食谱,请每天一步一步跟着做做看吧。

在日本各地,有许多应季的新鲜蔬菜,日本也算是世界范围内少有的能吃到如此丰富的时蔬的国家。而且,时蔬的营养素含量也非常充足,每天能在餐桌上与它们相会，该是件多么幸福、多么美妙的事呀！

所以，请各位父母一定要让孩子喜欢上食用蔬菜。

把"蔬菜里藏有让你每天保持健康和助你实现梦想的力量"这一信息好好传达给他们吧！

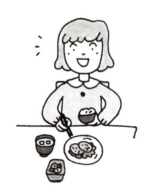

应季的代表蔬菜

春
卷心菜、芦笋、青豌豆、荷兰豆、土豆、西芹、竹笋、洋葱、韭菜、油菜花、蜂斗菜

夏
毛豆、秋葵、番茄、西葫芦、玉米、茄子、青椒、茗荷、生菜、南瓜、紫苏叶

秋
番薯、芋头、冬菇、真姬菇、莲藕、松茸、山药、牛蒡

冬
菁菜、菠菜、小松菜、茼蒿、萝卜

Q4 如果孩子不吃生蔬菜该怎么办？

首先，有可能是切菜的方法存在问题。孩子在吃沙拉时剩下的那些蔬菜，你能确定已经将其切成他们的小嘴能一口装下去的大小了吗？

就算是大人，也会因餐厅端出来的沙拉里的生菜、番茄大到难以下口而备感困扰。像是习以为常似的，人们很少注意到**吃起来不方便的东西会让人食欲下降**。因此，蔬菜该切成多大的尺寸，着实是个值得关注的问题。

比如：把一根黄瓜全部斜切开来的话，吃起来会有青草味，而切丝的话会导致长短不一、粗细不均，产生硌嘴的感觉；咬上一口大到嘴巴塞不下的番茄，不但汁水四溅，还会导致口腔里只剩酸味；而很多孩子之所以能吃下在火锅或寿喜锅里已经煮得软烂的蔬菜，是因为蔬菜在煮完后已经变成适口大小了。

切完后还大到一口吃不下的蔬菜，除了吃起来不方便

外，味道也不尽如人意。

而且，无论是番茄还是生菜，生吃的话，也就只有那些特别钟爱蔬菜的孩子才会觉得美味。

因此，我推荐，**比起单吃一种蔬菜，不如搭配各式各样的食材一块儿吃。**

比如用沙拉酱来调味，或者配上芝士、肉类，这些方法更能展现蔬菜的鲜美滋味。

有些孩子在家不吃生蔬菜，却把学校配餐里的一扫而光，于是有妈妈拜托我："能不能教教我们沙拉怎么做才好吃？"

而现实是，当我从零开始教授沙拉酱的做法时，得到的反馈却是"好麻烦啊""我可没那闲工夫"等抱怨声。

在配餐里使用的沙拉酱，是把各式食材混在一起，并拌入搅碎成泥的洋葱后加热而成的。

确实，集齐所有食材后从零开始做，需要花费大量的时间。而且，因为里面加了洋葱，保质期不长，所以没法大量制作留着备用。

对此，我向各位推荐一个方法——活用市面上能买到的沙拉酱。

制作方法非常简单。将洋葱末或洋葱泥拌入买回来的沙拉酱里,并放入锅中煮沸,静置30秒后关火即可!

沙拉酱选无油型或芝麻味的都可以。活用这一方法,能让外面买的沙拉酱变得美味无比,好吃到出乎你的意料,还请各位试着做做看。

以前在演讲会现场,我做给很多妈妈和孩子尝过,因为步骤少、味道好,所以好评如潮。

把生菜、黄瓜、番茄切成方便孩子入口的大小,拌入

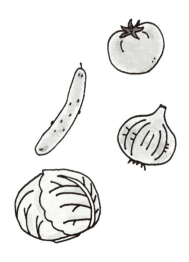

特制的沙拉酱，并在上面点缀一些口感好的培根，一道美味无比的沙拉就做好了。孩子肯定会开开心心吃下去的。

此外，这种特制的沙拉酱，不光能用在生蔬菜上，还有做炒肉酱等多种用途，简直一举多得。

另外，卷心菜味道虽好，但做成卷心菜沙拉的话，里面过量的蛋黄沙拉酱实在不容忽视。这时，也可选择加一些用盐揉搓出水后的洋葱末进去，只需多花点儿时间，就能让这道菜的口味层次更加丰富，就算减少蛋黄沙拉酱的量，美味也能更上一层楼。

所以，要想生蔬菜做得好吃，关键就在"切的大小"和"搭配方式"。

都是些轻而易举的活儿，各位妈妈今晚就动手试试吧。

Q5 能不能教教我消除蔬菜苦味的方法呢？

首先，我会向您推荐需要油来帮忙的烹调法。油和蔬菜可是一对默契的搭档，油在将蔬菜炒出鲜味的同时，还能消除蔬菜特有的苦味。在制作中餐时，厨师经常会把蔬菜过一下油。同样，在炒蔬菜时，过油后再炒，能有效去除蔬菜的青草味和苦味，提高卖相和口感，味道也变得非常好。蔬菜本身的鲜味，将在过油后揭开掩藏在苦味背后的神秘面纱。

接下来，就该好好考虑和哪些食材搭配了。记住，千万不能让讨厌蔬菜苦味的孩子吃一盘纯蔬菜。

一盘清炒苦瓜，就连大人也很难觉得好吃，只留得满嘴苦味而已。

但加入鸡蛋、豆腐、肉类一起炒，再用酱油调味，最后撒上一些柴鱼片，一盘美味的苦瓜杂炒[1]就呈现在餐桌

---

1 苦瓜杂炒是日本冲绳县的名菜。

上了。苦瓜本不招人喜欢的苦味，在这道菜里扮演了给其他食材提味的角色，反倒因此变得不可或缺。

去除青椒的苦味时也一样。把青椒和肉加蚝油一起炒，做成青椒肉丝，原本连青椒碰都不碰一下的孩子，也能欣然吃下了。

有了其他食材和调料的帮助，蔬菜里的苦味便能被消除掉。**蔬菜和蛋白质非常合拍，所以可选择鱼类、肉类、鸡蛋等富含蛋白质的食材和蔬菜搭配着吃**，然后再加入合适的调料进行调制即可。

甜、酸、咸、苦这四种基本味觉，被称为"味觉的四面体"，它们之间只要比例均衡，就能衍生出绝妙的味道。自古流传的"王道料理"和"基础料理"，正是严格把控了这四种味觉间的比例，才能如此美味。

就拿孩子们最喜欢的巧克力和抹茶冰激凌来说，无论是巧克力的原料可可豆，还是加进冰激凌里的抹茶，本身的味道都非常苦，因为里面加了砂糖和牛奶，才会使其变得可口无比。甜味和苦味看似万里相隔，实则"情投意合"。因此，即便是苦味甚重的蔬菜，也能帮其他味道增色，给菜品带来翻天覆地的变化。

Q6 如果不爱吃肉[1]，又该怎么办？

孩子不爱吃肉的理由有很多，但最重要的，莫过于适应不了肉的硬度。**和大人相比，孩子的牙齿、上下颌的咬合力相对弱一些，很难咬动较硬的肉。**在不断的咀嚼中，有些孩子因为忘了该将肉在什么时候咽下去，以致感到恶心。大人也一样，在吃比较硬的牛排时也会碰到难以吞咽的情况。

所以我建议您，可以先把已经煮得软烂的鸡胸肉拿给孩子尝尝。

在锅中加水烧沸，并放入100毫升的酒、一大勺盐以及鸡胸肉，煮2分钟后关火，再静置1小时。在余热的作用下，肉会变得非常软烂，就连不适应肉的硬度的孩子也能欣然吃下去。

---

1 本书中提到的"肉类"泛指"飞禽走兽类"的肉，如鸡肉、猪肉、牛肉等，并不包括鱼肉。

但是，如果孩子在幼年时期一味逃避偏硬的食物，那么在成长过程中，上下颌就无法得到充分的发育。因此，偶尔还是要让孩子挑战一下偏硬的肉。

吃些较硬的食物，还有助于发音的锻炼。当上下颌得到充分的发育时，孩子说起话来就能顺畅不结巴了。

基本上，我们要以孩子能吃下去为先，所以把肉煮得软烂一点儿无可厚非，但别忘了，偶尔也要让他们多嚼嚼硬的东西。如果孩子实在不爱吃肉的话，也可尝试用番薯干或小鱼等其他硬食来代替。

也有一些孩子适应不了肉的"野味"，而非"硬度"。这是由肉本身的特殊气味以及脂肪所带来的油腻感等因素所致。

我也有过吃完油脂丰富的肉后感到反胃的经历，所以特能理解孩子的感受。

烤牛肉深得大人的喜爱，但其赤裸裸的"肉感"外观，或许很难被孩子们接受。

而那些看上去血淋淋的半熟的牛排等菜肴也一样逃脱不了干系，都会成为孩子讨厌吃肉的原因。

至于羊羔肉等本身就带有强烈膻味的肉，很可能会进一步降低孩子对肉类的兴趣，所以我们也不要硬让他们吃。不过，当他们看到父母在吃，明确表示自己也想吃时，**不妨让他们尝一下**。

孩子也会想要和亲爱的爸爸妈妈一起分享食物所带来的喜悦。这正是让他们挑战陌生味道的好机会，父母可千万要把握住才是。

很多孩子嘴里说讨厌吃肉，却对炸鸡块、炸猪排来者不拒。究其原因，还是这些食物很好入口。比如炸鸡块，因为在入锅前已进行过腌渍，所以吃起来不但能感觉到鸡块已充分入味，而且软硬适中，不会过分油腻。和直接烧熟的肉不一样，**这是妈妈精心制作的一道菜**。这一点也非常重要。

也有很多孩子喜欢吃油炸食品，却忍受不了超市里卖的油炸类熟食，那是因为制作这些熟食所用的油已经炸过很多东西了，所以食物会被沾上一股特殊的气味。由此可见，还是妈妈亲手制作的菜最能打动孩子的味蕾。**若想消除孩子对肉类的厌恶感，各位可以先挑战一下油炸食品的制作。**

肉和蔬菜一样，比起单独吃，还是和其他食材搭配在一起更加美味。

我推荐把切成小块的鸡肉和蔬菜放进卷纤汤[1]里一起吃。

这种烹调法有一个关键点——蔬菜和豆腐都要切得小。有些人喜欢切得大些,但我们的目的是让孩子体验多种食材在口腔里合奏出的美妙旋律,品味其中的美味,所以请先让步吧。

在多种食材的味道互相协调搭配下,一道菜才能美味倍增。做饭时,要把他们(的饮食习惯)放在第一位去考虑才行。

如果孩子实在不愿意吃肉,连炸鸡块、炸猪排都难以撬动他们嘴巴的话,还有鲜鱼肉、金枪鱼罐头、豆腐、鸡蛋等各种替代食材可供选择。所以就算孩子不吃肉,放到现在也不是一个需要过分担心的问题了。

乐观点儿讲,这总比迷恋吃肉,一天到晚想着吃牛肉盖饭或烤肉要好得多。虽然肉类是重要的蛋白质和能量

---

1 "卷纤汤"是日本的一道汤料理。将白萝卜、胡萝卜、牛蒡、芋头、魔芋、豆腐等食材放入芝麻油中翻炒,再加入高汤熬煮,最后用酱油调味即可。有些地方也会用味噌来代替酱油。

来源，但从日本人的体质来看，还是鱼肉更适合身体需求一些。

　　毋庸置疑，孩子在将来会碰到很多吃肉的机会，所以最好还是现在就培养他们对肉类的兴趣，但操之过急毕竟是不可取的，为人父母者，还是静观其变为好。

Q7 孩子根本不吃鱼，有没有克服这个毛病的办法？

腥味、生猛，以及令鱼肉吃起来不方便的罪魁祸首——鱼刺，只要解决这三大问题，孩子便能克服讨厌吃鱼的毛病，领略鱼肉带来的美味了。

首先，**鱼肉最重要的是鲜度**。我经常看到一些妈妈在超市买半价的刺身回去，这或许就是孩子讨厌吃鱼的原因所在。大人能够安然接受这种打了折扣的鲜度，但孩子对刺身的腥味却非常敏感，更别提刺身配菜[1]上的鱼血映入眼帘的情况了。另外，在鱼肉的切割面冒出来的血水[2]，正是鲜度下降的有力证据，在购买时应当多多留心。

很多孩子讨厌吃鱼却钟爱寿司，因为寿司里使用的鱼

---

1 刺身配菜：横放在刺身边上加以点缀，且能一起食用的食材。常见的刺身配菜有红藻、海带、樱花、菊花、茗荷等。
2 血水：冷冻肉类在解冻后从切割面冒出来的透明液体（往往呈淡红色）。因为这是细胞内的冰在解冻后以水的形式流出，所以会破坏肉的味道。很多厨师为避免这一情况，会采用低温解冻等耗时长、破坏力小的解冻方式。

鲜度充足，模样喜人，没有腥味，连鱼骨都被剔除了。

我推荐使用"循序渐进"的方法来帮助孩子克服讨厌吃鱼的毛病。

从难度最低的菜品开始尝试，再一步步向高难度发起挑战。

从烹调方法来看，鱼腥味由浅到深依次为：炸鱼→煮鱼→烤鱼→刺身。

从鱼的种类来看，孩子的接受度由高到低依次为：鲑鱼类→白身鱼类→青鱼类[1]。

沙丁鱼、秋刀鱼等孩子最难接受的青鱼类要放在最后。

最初的挑战可选择最受孩子们欢迎的鲑鱼类。先从一碗容易入口的鲑鱼松盖饭开始。在他们吃下哪怕只有几口的时候，父母也应积极地表扬。或许在大人们看来，一碗小小的鲑鱼松盖饭并不算什么挑战，但一个表扬却为下一次挑战做好了铺垫。当孩子能顺利吃下鲑鱼松盖饭时，接

1　鲑鱼：除了经常在日料（尤其是中国的日料）里出现的三文鱼外，还包括红鲑、银鲑等多种类型。白身鱼：鱼肉部分呈白色的鱼，如鲷鱼、比目鱼、鳕鱼等。青鱼：指背鳍部位呈青色的鱼，如沙丁鱼、秋刀鱼、金枪鱼等。以上鱼类会在本书中反复出现，请各位读者多加注意。

下来就可以在奶油炖菜里加入鲑鱼了。再然后，可以让孩子挑战一下去骨后炸得酥脆的炸鲑鱼。此外，父母也可以把烤得香喷喷的鲑鱼肉剔掉鱼骨给孩子吃。

克服了鲑鱼，下一步就该尝试一下有些许腥味的白身鱼了。大部分白身鱼的小刺很少，孩子们吃起来不会觉得麻烦。白身鱼可以放进火锅里煮，拿来烤也是风味绝佳。还有很多孩子非常喜欢吃炸出来的。

有些妈妈会觉得炸东西实在太麻烦了，其实只要在平底锅里倒一层少量的油，再把食材放进去煎炸一下就行，这样收拾起来也简单轻松。

希望妈妈们也能明白：**鱼在炸过后味道非常棒**。

较难除腥的秋刀鱼、鲭鱼也可在过油后采用龙田炸法[1]或南蛮渍[2]，来大大降低入口难度。

配餐里的南蛮渍非常受孩子们欢迎，在油炸的基础上

---

[1] 龙田炸法：指鱼或其他肉类食材在用酱油腌渍过后裹上淀粉下锅炸的一种烹饪方法。因其成品呈红色肉身（酱油腌渍的关系）、白色外壳（面衣）的模样，和观赏红叶的著名场所——奈良县的龙田川中的红叶浮于白波之上的景致十分相似，故被称为"龙田炸法"。

[2] 南蛮渍：将葱花、辣椒等配料加入炸好的鱼或其他肉类中，再倒入醋进行腌制的一种调味法。

加入这一调味法，甜味和酸味能各司其职，让这道菜更容易被接受。南蛮渍还能帮助孩子把蔬菜一块儿吃下去，请在家里也试着做做看吧。

在挑战真正意义上的青鱼前，我建议让孩子先试下炸柳叶鱼[1]。只要将柳叶鱼裹上加了青海苔的面衣后下锅炸，孩子们就能轻松吃下它了。

突破这道难关后，接下来要挑战的是生姜煮秋刀鱼或沙丁鱼。在高压锅或铸铁珐琅锅里加入去腥用的青葱、生姜以及利用柠檬酸来软化鱼刺的梅干，再倒入酒、砂糖、味醂、酱油，充分熬煮后即可大功告成。配餐里骨头已充分软烂的煮鱼是孩子们非常喜欢的一道菜。

千万不要以为高压锅是给料理高手用的，其实每个人都能用这口锅轻松烹制出美味的食物。我在第229页也推荐了一款供各位参考。

难度最高的便是盐烤秋刀鱼，但只要父母把鱼肉剔出来，孩子也能吃得下去。等挑出来的肉被接受后，接下来就可以把刚出炉的整条秋刀鱼展现在孩子面前，在他们

---

[1] 柳叶鱼：产自北海道的一种深海鱼，也属于一种青鱼，但体形较小，常采用煎炸、盐烤等方式进行烹制，别称"多春鱼"。

的眼皮底下挑刺取肉了。当然，也可以让孩子瞧瞧父母大快朵颐的模样，听听"秋天的秋刀鱼真是好吃极了"的评价。千万别说出"这条鱼的眼睛好恐怖啊""内脏真恶心"之类的打击孩子积极性的话。

或许有人认为，大人都把刺给挑好了，孩子自己动手的能力没法得到培养——别忘了**我们的首要任务是让孩子喜欢上吃鱼**。无论采取哪种方式，重要的是让孩子收获能吃下秋刀鱼这一显著的成果。

只要把目标逐个击破，您的孩子终有一日能独自吃下一整条盐烤秋刀鱼。详细的烹调方法请见书末的食谱。

Q8 想让孩子吃鱼，但我自己却不敢碰鱼，该怎么办？

因为不敢碰鱼，所以不会剖鱼的情况发生在很多人身上，其实没必要为此烦恼。重要的是，妈妈自己不会处理鱼，却想着让孩子吃上鱼，这种精神实在可嘉！

不少家庭里的父母会凭个人喜好决定餐桌上的菜，而您能提出这一问题，正是心里牵挂着孩子的最佳证明。这是非常好的一件事，还请鼓起勇气来。

首先，**我们要准备好一次性手套**。我最喜欢用的一次性手套是"金石卫材[1] 软手套"，里面装有100副手套，且只要600日元左右，推荐各位买来用用看。

如果赤手去碰鱼，鱼腥味会沾在手上很难去掉，这是一大难题。也正因为如此，很多人就算喜欢吃鱼，也不愿用手去碰。

1　金石卫材：日本群马县一家批发零售健康食品、卫生用品、护理用品等产品的企业，软手套是其主要产品之一。

虽说有专门用来除臭的肥皂等工具，但我们只要套上一次性手套，用手碰鱼的抵触感就会减弱很多，这种方法非常值得一试。而且一次性手套还很卫生，和橡胶手套不同的是，它本身也没有刺鼻的味道，再配合长筷子和V形夹子的使用，就能不直接触碰而把鱼处理掉了。

　　我经常听人说："不会给鱼剔肉卸骨，所以要用到鱼的菜烧不来。"对一般的家庭主妇来说，买回一整条鱼，再用菜刀剖开，难度实在太高。所以就算没这技术水平，也不必担心。

　　只要去超市买已经切好的鱼肉回来煮或者烤就行了。**而且现在你去超市的鱼货区买鱼，还可以让师傅免费帮你切成想要的形状。**

　　顾客提出的诸如开膛破肚、剔肉卸骨等大部分要求都能得到满足，所以剖鱼这种事，只管拜托超市里专业的师傅帮忙吧。这么想想，是不是感觉做一道要用到鱼的菜也不是件难事了？

　　接下来就要考虑烹饪工具了。受强大火力的烘烤，烤鱼架上的鱼会变得非常鲜美。但吃完后收拾这些工具却十分麻烦，因此很多人都不想去用。其实，**只要趁热把烤鱼**

架洗掉，就能迅速去除上面的污渍和气味，所以在用完后马上清洗干净很关键。

此外，我还经常听到有人抱怨烤箱里的烤鱼味挥散不去。同理，烤箱在用完后也要马上擦拭，趁着里面的热气还未消散之际打开透气，就能防止气味沾染烤箱了。

下面，我将为各位介绍一种非常简单的烧鱼方法，所需道具只有一口平底锅。对不怎么会做菜的人来说，能用肉眼确认东西是否在烧的平底锅用起来最方便。使用完只要迅速洗干净就行，善后工作要比其他烹饪法省心不少。烤鱼架和烤箱就等手艺提高，能熟练收拾餐具以及加工食材后再去尝试吧。

单单一口平底锅，只要在上面盖个盖子，往里面倒入水、清酒、白葡萄酒，就能把鱼焖熟。采用这种方法，鱼身内部也能被充分加热，变得松软美味。如果你想起家里的平底锅没有盖子，别担心！大型超市或家居用品购物商场里都有零售的盖子卖。我推荐您选择可以看得见锅内的透明款。

一个盖子的售价约 1000 日元，还有能利用把手独立支撑起来的便利款式。

只要给平底锅配上一个锅盖，能做的菜一下子就变多了，味道也会变得更好，所以别犹豫了，赶紧去买一个吧。

等设备齐全了，有道菜请您一定要试试：给鲑鱼抹上盐曲[1]再下锅煎；或者用盐和酸奶腌渍白身鱼，再下锅煎也可以。当然，在平底锅上融化一块黄油，将鲑鱼或白身鱼入锅煎成两面焦黄，出锅后滴上一些酱油，也是一道鲜美无比的菜。就算只是用平底锅简单煎一下，一道亲手制作、新鲜出炉的菜基本上都会很好吃。

还有一道能搭配蔬菜一起吃的锵锵烧[2]也很受孩子们的欢迎。在锡纸上放好鲑鱼、蔬菜、味噌、酱油、味醂、芝麻油、砂糖以及黄油后包起来，并放在平底锅上加热。只有几个步骤，非常简单。

想让孩子吃鱼——只要怀揣着这个愿望，相信我，用不了多久，您就能学会鱼的烹制方法。

1　盐曲：用盐、曲末、水按比例混合发酵而成的日本传统调料。
2　锵锵烧：日本北海道的一道乡土料理，将蔬菜、鱼（尤其是鲑鱼）等食材放在一起烧制，并用味噌等调料进行调味。

Q9 我家孩子不喝牛奶，有没有什么替代品呢？

牛奶是孩子在成长过程中所需要的一种营养均衡、魅力非凡的食品。我们很容易把目光聚焦在牛奶中含量丰富的钙上，实际上里面还含有配比均衡的蛋白质、脂肪、碳水化合物、矿物质、维生素等其他营养素，而且，牛奶的吸收率高，价格低，营养丰富，热量适中。

学校的配餐中，牛奶是必不可少的。有人认为牛奶和传统和风料理不搭，但想要在预算内达到日本文部科学省推荐的配餐营养含量，牛奶是必不可少的存在。如果想从其他食材中摄入和一盒牛奶同量的钙元素，一顿饭里就必须配有大量的菠菜或小鱼，但预算和热量又会因此超标。所以，**无论是从营养角度还是价格角度来看，没有任何食物能 100% 代替牛奶。**

芝士的营养固然丰富，但和牛奶相比价格偏高，所以很难大量摄取。

此外，无糖酸奶的营养虽然足够，但其浓烈的酸味让很多孩子将其拒之千里，而加糖酸奶的高热量又是个不容忽视的问题。由此可见，比起到处寻找牛奶的替代品，倒不如把时间花在思考如何让孩子喝下牛奶上。

首先，我们要找出孩子喜欢的牛奶温度。有很多孩子并不喜欢刚从冰箱里拿出来的冰牛奶，这时只要倒进杯子里，静置一会儿，待温度接近常温后，孩子就能轻松喝下去了。也有一些孩子喜欢热牛奶，因为温度升高能带出牛奶的甘甜，而冰过头的牛奶是很难在舌尖上留下甜味的。

此外，**因生产商和种类的差异，牛奶的口味也不尽相同**。在制法上采用低温杀菌还是高温杀菌，在成分上是否有调整，在加工类型上是低脂、浓厚抑或是其他类型，都将影响牛奶的口味。

我虽然自幼就爱喝牛奶，但也有喜厌之分。

您家的孩子是喜欢回味香浓的、口感清爽的，抑或是其他种类的，还请您让孩子多多尝试后再做选择。

如果接受不了的只是牛奶本身，还有一招可以用——

往里面掺东西。我首推可尔必思[1]。牛奶和可尔必思按5∶1的比例进行调制,且牛奶应选用和可尔必思更搭的清爽型,而非浓厚型。这样,虽然热量会有所增高,但味道无可挑剔。

其他还有加可可粉、黄豆粉,或轻轻捣碎草莓,配少许砂糖一起加进去,做成草莓牛奶等方法。

这些方法的关键在于由父母严格把控所掺东西的量。如果全让孩子自己来,等他们用力往里面加砂糖,把牛奶调得和果汁的甜度差不多,那就意义全失了。

如果方法用尽,孩子还是抗拒喝牛奶的话,不妨拿豆浆试试看。不能喝牛奶的人里,有些是患有一种名叫乳糖不耐受的病,他们在喝了牛奶后会出现腹痛、腹泻等症状。不仅是牛奶本身,就连加了牛奶的炖菜、布丁等食物都会损害他们的健康,所以还是不要勉强为好。碰到这种情况,可以选择豆浆来代替牛奶。

虽然豆浆的钙元素含量不及牛奶,但营养价值非常高。过去的豆浆因带有大豆独特的气味,并不怎么好喝,

---

1 可尔必思:日本著名的乳酸菌饮料。既有配比适当的直饮版,也有专门用来掺东西的浓缩版。

现在的豆浆味道却非常好。话虽如此，一上来就让孩子直接喝下豆浆原浆，对他们而言或许有些困难。我们可以往里面加一些蜂蜜、枫糖浆、香草精等配料，调成一杯由妈妈独家制作的豆浆。

这招行不通的话，也可以试试已经调好味的豆浆，比如水果味、抹茶味、黄豆粉味等。市场上有卖各种口味的豆浆，一定有适合您孩子的一款。

如果连豆浆都不喝的话，还可以选择 100% 果汁，虽然替代不了牛奶，但里面的维生素含量非常丰富。

最近有学说提出，日本人的体质和牛奶并不搭。但在我看来，牛奶无疑是一种营养配比均衡、钙元素含量丰富的食品，只要不是身体适应不了牛奶，还是要喝一喝为好，尤其是**对发育期的孩子来说，牛奶是必不可少的食物**。

如果食材刚好是自己或丈夫都不爱吃的,该怎么办?

当爸爸或妈妈也有挑食的毛病时,就很可能避免让自己讨厌的食材上桌。但如果您希望孩子能吃下去的话,还是应该将其端上来给他们尝尝。只是我并不建议父母强迫自己去吃,而应该试着**把自己的感受真实地传达给孩子**。

"虽然妈妈不爱吃,但听说番茄有美容的功效,还有利于身体健康呢,我希望××能吃下它。"

"哇,好棒!把番茄吃下去了,妈妈还不如你呢。"

把这些话说给孩子们听,他们或许还会干劲十足地连您那份一起吃掉呢。反过来,如果孩子看到妈妈一脸嫌弃地做,蛮不情愿地吃,那么他们肯定不会动手去夹这道菜。

妈妈不喜欢的食材,或许刚好是孩子的至爱。**连尝试这种食材的机会都因父母的讨厌被夺走的话,孩子也太可怜了。**

像山珍海味这些稀有的食材倒也罢了，但诸如番茄、洋葱等蔬菜，肉类和牛奶这些日常生活中常见的食材，为人父母者，还是先把自己的喜厌放一放，做饭时要多为孩子着想。

有些会给饮食者带来负面印象的话是千万不能说的，比如"看起来好难吃""居然能吃下这么恶心的东西啊"等。有事例表明，孩子一直以来能正常吃下去的食物，会因亲爱的父母的几句话，瞬间成为他们的心头所恶。所以，家庭成员间应互相配合，注意自己的言谈举止。

然而，如果看到爸爸或妈妈总在逃避自己不爱吃的东西，或许孩子会在某天爆发出不满的情绪。

"真羡慕爸爸，能只吃自己喜欢的东西，不吃讨厌的东西。"

"明明我都要努力吃下自己不太喜欢的蔬菜，大人真是太狡猾了。"

碰到这种情况时，我们可以趁机用语言鼓励他们。

"你能吃掉爸爸不爱吃的蘑菇，非常棒呀！"

"果然，××能一直不感冒，身体棒棒的，是因为把番茄全吃完了。"

只要受到这样的表扬,孩子"只有我被逼着吃下这些东西"的负面情绪就会消失不见了。

有些爸爸一点儿蔬菜都不爱吃,听说在这样的家庭里,为保证健康,他们会选择喝一些青汁[1]来替代。虽然近年来有很多青汁味道不错,但在孩子们的固有印象中,青汁是电视综艺节目里受惩罚的人才会喝的饮料,所以他们会在边上瑟瑟发抖地看着爸爸喝青汁的样子。

看到这一幕,妈妈可以借机对孩子说:"爸爸吃不下蔬菜,很容易感冒,所以只能喝青汁来代替蔬菜。"

再加上爸爸的独角戏,喝的时候装出难以入口的样子给孩子看,就能达到立竿见影的效果!自此以后,孩子们就能慢慢吃下蔬菜了。

孩子的挑食,往往是由家庭饮食习惯的偏向、父母在饮食上的看法等造成的。

挑食绝非遗传因素所致,是能够得到改善的,且**解决这一问题的方法不止一种**,既有考虑食材搭配的**烹饪技**

---

[1] 青汁:从绿叶菜中提取的叶绿素液,往往带有浓烈的青草味。

巧，也有**餐桌小剧场**[1]，以及效果非常好的**心理干预法**。

当然，这些方法无须全部用上。我只是想告诉正为孩子吃饭问题头疼不已的妈妈们：改善的方法如此之多，您大可不必为此殚精竭虑。

您可以怀着每解决孩子的一个厌食问题，就像游戏通了一关的心情，放开手脚尽情尝试。

虽说解决厌食问题确实有利于孩子将来的发展，但也不必因此感到焦虑不安。距离孩子长大成人还有大把的时间，所以请放下心来，只要肯耐心钻研，饮食上的烦恼就一定能迎刃而解。妈妈们用不着逼迫自己，要去享受这一挑战的过程。

1　餐桌小剧场：父母通过言语、表情、动作等方式在孩子面前表演，以达到鼓励孩子吃饭的目的。

小学生最不爱吃的 10 种蔬菜对身体有哪些好处呢？

第 1 名 苦瓜
苦瓜里含有大量的苦瓜苷，能帮助我们在暑日里保持充沛的精力。苦苦的味道，正是营养满满的最好证明。冲绳人之所以长寿，或许和大量食用苦瓜有着密切的关系。

第 2 名 茄子
茄子就像海绵一样，在烹调的过程中能吸收从其他食材里渗透出来的营养元素。紫色的部分里含有多酚，可有效预防疾病。此外，茄子还能促进血液循环，是一种性价比极高的蔬菜。

第 3 名 青椒
青椒也是非常好的蔬菜，里面含有丰富的维生素及胡萝卜素，能帮助我们的身体永葆青春活力，更重要的是，还有助于保护眼睛。

第 4 名 番茄
番茄里蕴含了保持身体健康所必需的营养元素，所以可以每天都吃。它里面的维生素和番茄红素的含量很丰富，而番茄红素能由内作用于外，让肌肤光彩照人。

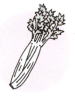

第 5 名 西芹
西芹的香味具有静心、安眠的功效。除此以外，西芹里大量的维生素和膳食纤维，也有助于身体健康。

第 6 名 芦笋

芦笋（Asparagus）的英文名字里直截了当地显示了它的营养元素——天冬酰胺（Asparagine）。天冬酰胺能帮助身体在过度劳累后恢复体能。

第 7 名 青豌豆

隶属豆类的青豌豆里蕴含了大量的蛋白质。蛋白质是一种非常重要的营养元素，能作用于人的头发、肌肤、指甲、肌肉等部位。所以青豌豆也是有助于身体健康的重要食材。

第 8 名 茼蒿

茼蒿里的胡萝卜素尤为丰富，能帮助身体抵御感冒的侵扰，其独特的气味还能调节肠胃功能，促进肠胃蠕动，有利于身体健康。

第 9 名 黄瓜

黄瓜里的钾元素能帮助排出堆积在身体里的多余水分，达到消除浮肿的功效，所以我们可以适量摄入，打造一个轻盈健康的身体。

第 10 名 胡萝卜

胡萝卜里丰富的胡萝卜素能在小肠里转化为维生素 A，从而牢牢保护眼睛和鼻黏膜不受损坏。

给忙碌不堪的妈妈们的食谱小助手①

简单几步，就能让成品拥有妈妈的味道

土豆炒牛蒡丝（2人份）

牛蒡丝	100克
市面上能买到的带皮薯瓣	80克
酱油…A	2小勺
砂糖…A	2小勺
昆布水…A	4小勺

※ 昆布水的做法详见第76页

先把带皮薯瓣倒入平底锅内炒至金黄，再加入牛蒡丝和调料A混炒至熟即可。

炖番薯天妇罗（2人份）

市面上能买到的番薯天妇罗	2个
荞麦面蘸酱…A	4小勺
水…A	6大勺
葱	2厘米
白菜	3瓣
淀粉	1小勺
水	1大勺

先把番薯天妇罗对半切开，葱切成碎末，白菜切成长细片，再在平底锅里倒入A和其他食材一起煮，最后倒入淀粉水勾芡即可。也可根据个人喜好做成蛋花汤。

辣番茄酱味的鱼竹轮天妇罗（2人份）

市面上能买到的鱼竹轮天妇罗	2根
水	2大勺
番茄酱	2大勺
醋	4小勺
蒜泥	1小勺
葱	2厘米

先把鱼竹轮天妇罗切成适口大小，葱切成碎末，再把所有食材倒入平底锅内，稍煮后关火即可。鱼竹轮天妇罗也可用虾、乌贼等其他天妇罗来代替。

炸鸡块南蛮渍（2人份）

炸鸡块	4块
葱	2厘米
砂糖…A	2小勺
味醂…A	1小勺
酱油…A	4小勺
醋…A	3大勺

先把葱切成碎末，和A混合后放入锅中加热，再把炸鸡块也放进去一起加热，入味后关火即可。

给忙碌不堪的妈妈们的食谱小助手②

能拿来当早饭的冷冻食谱

土豆炖肉篇

①将吃剩下的土豆炖肉放入保鲜袋中冷冻保存，汤汁多一些也可以。
②在拿出来吃时，先用微波炉解冻，再放进锅里煮。
③加入咖喱块，再倒在饭上，就做成"和风咖喱饭"了。如果倒在乌冬面上，加入少量芝麻油，就能做成"和风盖浇咖喱面"了。
④也可以在锅中加入奶做成"和风奶油炖菜"，配面包一起吃。

味噌汤・西式汤[1]篇

①把吃剩下的西式汤或味噌汤倒入保鲜袋中冷冻保存。
②拿出来吃时，先用微波炉解冻，再放进锅里煮。

"创意担担面[2]汤"
原汤是味噌汤（2人份）时：
在味噌汤里加入豆浆（200毫升）、白芝麻粉（1大勺）后加热即可。
原汤是西式汤（2人份）时：
在西式汤里加入豆浆（200毫升）、白芝麻粉（1大勺）、味噌（1小勺）后加热即可。

1　日本人普遍将汤分为"味噌汤"和"西式汤"两种类型，区分的关键就在于汤的主调料是不是味噌。
2　和中国的担担面不一样，日本人认为担担面的主基调是豆瓣（味噌）以及芝麻，所以只要汤里面这两种食材的味道非常突出，就会习惯性地称之为担担面风味的汤。

第 2 章
致想要消除孩子
吃饭时不良
情绪的妈妈们

11 孩子吃饭不专心，该不该严厉训斥？

吃饭要专心致志——这一点非常重要。但在斥责孩子之前，我们要先**确认一下餐桌周围的情况**：电视是否开着？餐桌上是否放了智能手机、漫画、杂志、游戏机等玩乐的东西？

很多家庭在吃饭时都会开着电视，有些爸爸工作忙碌，只能借这段时间来补补电视。这听上去像是无奈之举，但大人可以边看电视边安然吃饭，孩子却不太一样，因为**他们很难做到一心二用**。当碰到自己心仪的动画片出现在电视屏幕上时，孩子会停止吃饭，把注意力全放在电视上。

孩子沉迷于电视时，空腹感会慢慢减弱，吃饭这事就被抛到九霄云外去了，就好比当一个劲儿地往自己喜欢的菜上伸筷子时，蔬菜就不受待见了。如果吃了一点儿后就干别的事去，那么孩子小小的肚子很快就会产生饱腹感。

要想孩子集中注意力吃饭，把电视机关掉是不变的法则。 最好的方法是把他们的座位安排在背对着电视机的地方。比起一家人盯着电视机默默吃饭，倒不如跟孩子打听打听学校里发生的事，谈谈这顿饭的感想等，这样边聊边吃的时光对一家人来说更加美妙。如果能趁此机会下意识地跟他们聊聊和克服挑食相关的话题，那就是一番理想的进餐情景了。至于电视，就放到吃饭后吃甜点的奖励时间里再看吧。

智能手机也不能随便摆放在餐桌上。吃饭时手机哪怕响一下，也会勾走孩子的注意力，更别提如果父母在吃饭时把心思全放在免费通话的软件上，就关注不到孩子的挑食问题和身体情况了。孩子小小年纪就知道智能手机可以玩游戏，看动画，看儿童节目。

从他们的角度来看，智能手机和游戏机是一样的。因此，**把一切会让人在吃饭时分散精力的东西从餐桌上撤走吧**。说到底，硬是叫饭前还沉溺在电视节目、游戏、漫画中的孩子坐在餐桌上集中注意力吃饭，本身就是强人所难。他们的注意力还留在电视节目、游戏、漫画上也是理所当然的。

为了让孩子集中注意力享受这顿饭，我们要让孩子做点儿"助跑"活动。 吃饭之前，让他们稍微帮帮忙，创造一个马上开饭的氛围出来。帮忙的内容并不需要太难，比如说擦擦桌子，摆好筷子、杯子，把饮料拿出来等。只要做这些简单的家务活，孩子的心就能进入饭前准备阶段。

同样，让孩子多少参与点儿饭菜的制作也很重要。等他们学会布置餐桌后，我们要根据他们的具体年龄适当增加帮忙的难度。各位可以参考第73—75页介绍的"帮忙等级清单"来给孩子布置相应的任务。

用平底锅炒菜是孩子们最喜欢做的家务之一。这些工作看似危险，但孩子到小学中年级后就能顺利完成了。当然，像是调味、摆盘之类的工作就交给妈妈来做吧。

等到了开始上烹调实践家政课[1]的年纪后，再把一些要用到菜刀的简单工作交给他们。我推荐在起步阶段可以让孩子把食材切成用来煮咖喱的不规则块状。**孩子一旦参与到烹饪的准备工作中，就很难把饭菜剩下了。**

等这些工作全部完成，能集中注意力吃饭的环境也布

---

[1] 日本学校开设有家政课，属于日常教学中的一环，主要教授学生处理食材以及烹调食材的知识技能。

置好后，如果孩子还不够专心的话，这就需要训斥了。当然，训斥的方法也很重要，要先从好好用"我开动了""多谢款待"这些话语来感谢眼前的食材，以及为你购买、提供食材和制作菜肴的人开始教起。

父母满怀爱意准备的每一餐，都源于希望孩子每天能充满活力，成长过程中能健康顺利的美好心愿——这一信息也要传递给孩子。

民以食为天，一份食物里蕴含了为我们牵肠挂肚的人的心意。我们要在言语里让孩子明白：训斥你，是为了让你注意到这一点。

Q12 孩子把食物当玩具，该怎么办才好？

近年来，很多食材都做成了讨孩子喜欢的模样，像英文字母版的通心粉、印有动漫角色的鱼糕等，此举的初衷是让孩子喜欢上吃饭。

而对那些在吃饭时爱玩乐的孩子来说，还是不要接触这种难以区分是玩具还是食物的食材为好。同样，也不要在蛋包饭上画画。**因为我们提供的饭食、布置的环境，是要为孩子专心吃饭服务的。**别用印有动漫角色的食材，做一些普通的菜肴就行。

首先，我们要教会他们如何规范使用餐具。婴儿阶段是无法避免用手抓着吃的，但到了幼儿园时期，就该学会使用筷子或叉子了。就算不小心打翻饭碗，使用起来不顺手，也要禁止他们徒手去抓，而是教导他们餐具的使用方法。

只要使用筷子或叉子吃饭，孩子的注意力就能集中，这样既没工夫玩乐，又能培养正确的餐桌礼仪。

当孩子要伸手抓什么时，我们得及时劝阻。等手一碰到菜，他们就会产生搞破坏的冲动。如此一来，吃饭就变成了一场游戏，等孩子张牙舞爪地把一盘盘的菜弄脏后，他们的食欲也跟着消失殆尽了。

虽然不怎么被重视，但餐桌上的座位顺序也很重要。 吃饭时，孩子的边上应该坐着爸爸或妈妈，而另外一个人则坐在他们的对面。

换句话说，孩子应该坐在"L"形的中央。我推荐使用这一坐法来边吃饭边愉快地聊天。

距离一旦拉开，父母就很容易看不到孩子，孩子可能会因此自顾自地玩起来。要是全家人很少有机会坐在一起吃饭的话，只要有父亲或母亲坐在孩子的边上就可以了。

重要的是，创造一个能安心吃饭的环境给他们。

当然，就算坐在孩子边上，如果父母埋头玩自己的手机，那就意义全无了。无论是邮件还是社交平台的通知，都不能在吃饭的过程中看。为避免声音响起，可事先关掉手机的提示音，电视机也一并关掉，吃饭时要以孩子为中心。

没有电视机、手机，人照样能活，但没有饮食则难以生存。再者，饮食不光是吃东西这一行为，**还关系到"内心的安定""家人的羁绊""孩子的成长""健康""梦想"。所以，和家人一起用餐的时光是无比珍贵的**，千万不能敷衍了事，边吃边干别的事。

家人围着餐桌一起吃饭这种家庭理所应当拥有的时光，对当代很多家庭来说都是一种奢望。因为父母的工作

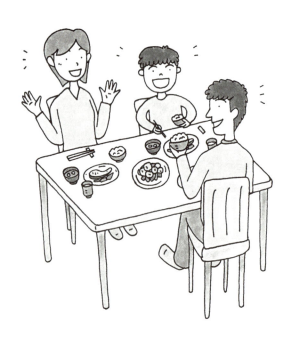

时间、孩子的学习时间总是对不上。但有一点需要注意：千万不能让孩子一个人吃饭。我认为，就算不能一起吃饭，至少孩子在吃饭时，父母要陪在身边。一个人吃饭，会因为孤独以致对饭或点心觉得味同嚼蜡。

只要父母陪在身边，饭就会变得好吃起来，吃饭也能成为一件开心的事。和父母其乐融融地共进一顿饭，稍有玩乐又能及时得到提醒，这样坚持下来后，孩子就一定能养成专心吃饭而不分心去玩的习惯。

Q13 孩子吃饭速度慢,该怎么办?

小学配餐的平均食用时间为 15—20 分钟。很多妈妈会对如此简短的时间感到诧异,但扣除派发和收拾的时间后,剩下可供吃饭的时间着实有限。和过去不同,当今时代几乎没有老师会呵斥学生:"吃完前不准走出教室!"

换句话说,在学校吃饭时,没吃完或是本人想继续吃,只要你吃得慢,时间一到你就不得不停止进餐。把他们想继续吃的饭菜活生生夺走,也实在太可惜了。虽不要求吃得够快,但标准的速度还是要有的。

首先,**我们要着重观察他们吃得慢的原因。**

经常能看到这样一个现象:孩子吃饭时每一口都很小,所以吃得很慢。他们花在吃饭上的时间太长,所以还没吃完,肚子就饱了。

孩子吃不到必需的量是件让人头疼的事,所以我们要教导他们:一定要和同学们一起吃完配餐,所以你得提高速度加把劲儿才行！

如果一口的量太少，那就没法好好品味食物的味道了，美味也会大打折扣。

"嘴里还能放得下，再多吃点儿进去吧！"

直接用简单明了的话来鼓励孩子吃得大口些，让他们明白蔬菜和肉类一起吃味道更好。

此外，如果孩子的咬合力弱，咬硬的东西太花时间的话，父母可以把食物切得小一点儿。烹饪前在切菜上下点儿功夫是很有必要的。

至于因不能专心吃饭导致速度慢的孩子，父母可像我之前说的那样，把饮食的重要性好好讲给他们听。

但是，"赶紧吃掉"这样急功近利的催促还是不能有的。我们要准确判断孩子吃饭速度慢的原因，并在此基础上告诉他们为什么吃得快更好——这才是正确做法。

Q14 孩子严重偏食，真让人担心

我们先来反思一下家里的盛菜方式。您是否有把菜咚的一下全放在一个大盘子里，然后让全家人只挑自己喜欢吃的习惯？就算分盘装，孩子也会在盘子里多盛点儿自己喜欢的菜，很可能专挑一道菜吃，根本不搭理蔬菜等其他菜肴。

多做些孩子喜欢吃的菜无可厚非，但您能否改变一下原有的习惯呢？不一次性全部装盘，而是剩一些在锅里。**因为把菜装进一个大盘里的做法和专挑自己喜欢吃的坏习惯是密切相关的。**

听之任之的话，孩子就会养成偏食的毛病。您可以带孩子去试试吃自助餐，把选择权交到他们手里。他们肯定只会把饭、肉类、甜点等自己喜欢吃的东西放入盘子里。大人会从健康以及食物搭配的角度进行考虑，选择沙拉、汤类来保持一餐的营养均衡，而孩子却不会。

要想解决偏食问题，就不该由着孩子的喜好来，**而是妈妈事先按营养均衡的配比盛好给他们，这一点非常重要**。比如白米饭配姜汁烧肉、沙拉、味噌汤、水果、饮料，妈妈掌握好营养均衡的量后，再把它们盛到盘子上。接下来，就要制定全部吃完后可再添一次心仪菜肴的**"加量奖励"**了。

还有一招我也想推荐给各位，就是把饭菜放在一人份大小的餐盘上，像学校配餐时会把每个学生的饭菜盛到餐盘上一样，我们也可以在家准备一个孩子喜欢的餐盘，再把装在各个小碟子里的饭菜放到餐盘上。

如此一来，孩子用眼睛一看就能马上知道这是他今天要吃的饭，从而心生要一点儿不剩地吃完的念头。值得一提的是，第一次盛的时候可以少一点儿，方便他们有需要时另行添加。**这样，他们体会到的不仅是全部吃完的喜悦，还有能再添一份的期待。**

分开盛会导致盘子的使用数量增多，洗起来很费力，而且有些菜要留在锅里，这也会给想要用完就马上清洗的妈妈们增添负担。

但我想说的是，比起关注效率，我们应优先考虑解决孩子的偏食问题。如果不想增加洗盘子的量，也可以把食物放在咖啡店里经常用到的西餐托盘上。

接下来，就要好好告诉孩子，不能偏食的道理所在。因为考虑到营养平衡，把食物分开来装，是为了让他们不得不吃下自己讨厌的东西。但从孩子的角度来看，他们"为什么我非吃下这些不可"的不满情绪会越积越重。

"你不爱吃的蔬菜，还有讨厌喝的味噌汤里，都有非常重要的营养素。这些蔬菜这么有营养，作用这么大，吃下去后你就能身体棒棒了。"

我们一定要把具体的好处说给他们听。**对孩子来说，如果没有具体理由和解释说明，得到的只是一句"你给我吃下去就是了"的话，他们是不会心动的。**父母必须让孩子明白为什么不能光吃自己喜欢的东西，又为什么不能逃避自己不喜欢的东西。

妈妈们要是自己也不太懂营养素是什么，没有自信跟孩子好好说明的话，可参考第42—43页的"小学生最不爱吃的10种蔬菜对身体有哪些好处呢？"的解说内容。

此外，我还推荐父母和孩子一起看食材图鉴。孩子很喜欢图鉴书，自己会主动去找一些闲置的图鉴书看。在众多的蔬菜和水果中，很多品种的名字别具一格，能给孩子带来许多欢乐。

"这种蜜瓜的名字居然叫'茨城王'，好像哪支战队里英雄的名字一样，好酷啊！"

如果能通过这种方式诱发他们的兴趣，那就再好不过了，因为使孩子对饮食产生兴趣非常重要。图鉴书能发挥牵线搭桥的作用，难道不是件好事吗？不光是孩子，图鉴书对妈妈的帮助也非常大，简直有一石二鸟的功效。

顺带一提，我一直以来特别喜欢用一本名叫《身体棒棒，蔬菜的便利手册》[1]（高桥书店出版）的图鉴书。书里的信息非常充足，还附加了很多照片，读起来一点儿障碍都没有，若能和孩子一起阅读，或许还有助于激发他们的好奇心。

这本图鉴书属于一个系列，同系列的书还有《身体棒棒，水果的便利手册》《身体棒棒，鱼的便利手册》[2]等，您可根据兴趣自行挑选。

1　这本书的日文名为：『からだにおいしい　野菜の便利帳』。
2　两本书的日文名依次为：『からだにおいしい フルーツの便利帳』『からだにおいしい 魚の便利帳』，出版社均为高桥书店。

Q15 孩子不把一道菜吃完，就不肯吃下一道，该怎么办？

这个问题源于一位妈妈向我倾吐的烦恼："孩子不把这道菜吃完，就不肯动筷子吃下道菜。"

她家的孩子饭量小，经常在全部吃完前就已经感到肚子饱了。为此，这位妈妈担心孩子的营养会不均衡，要尽早改过来为好。

实际上，**有很多孩子做不到把诸多食物按一定顺序吃掉的"三角吃法"**。所谓"三角吃法"，就是通过换着品尝不同的菜肴，来均衡摄取各种营养的一种饮食方式，这比按顺序一道道吃完要好得多。

对孩子来说，他们也有个人喜好，或许夹的第一道菜就俘获了自己的胃，继而沉醉其中手不释筷。

特别是男孩子，比起细细品味，他们更愿意赶紧吃完后去玩。所以很多男孩子根本不考虑吃菜的顺序，直接狼吞虎咽地往嘴里送。

此外，像盖饭还有意面，不仅美味而且方便，当孩子习惯吃这些一盘就能搞定的食物后，就很难掌握"三角吃法"了。

大人倒是不要紧，但对正值发育期的孩子来说，还是要从营养均衡这一层面重新调整一下。我们应该适当减少盖饭和意面的量，并配上一些主菜和副菜。吃意面时，不仅可以配沙拉，还可选择肉类或鱼类等蛋白质含量丰富的食材一起吃。

而对已经自成一套饮食方法的孩子来说，我推荐把菜肴分别装进小碟子里来代替一股脑儿地盛在西餐托盘上。这不但能避免串味，还能让父母及时发现孩子可能存在的偏食问题。

如果孩子提出还想再来一盘自己喜欢的意面的要求，妈妈们就可以运用之前提到过的**"加量奖励"**了。在主菜和副菜全部吃完后，再允许他们另添一份。

孩子无论如何都会对能再添一份感到高兴。全部吃完，还能再添——这是多么让人骄傲的一件事啊！请各位妈妈务必让他们多多获得"妈妈让我再添一份，还表扬我吃得多"的美妙体验。

Q16 孩子饭量小，没吃多久就直喊"吃饱了"，真让人困扰

我见过很多孩子在幼儿时期饭量小，但从小学六年级开始随着身体的抵抗力增强，饭量也逐渐增大。因此，妈妈们也不必操之过急。虽然还是老生常谈，但像我之前说的那样，孩子吃饭注意力不集中，没有食欲，==父母首先要做的是：再确认一遍饮食环境==。

饭量小的孩子里，也有一些是达不到同龄人饭量标准的。碰到这种情况，还是应该采取一些强迫手段让他们吃下去，以扩大胃容量。

"加油加油，还有一点儿，把这些吃掉就好……"

在用类似的话语鼓励的同时，定好目标让他们行动起来。但是，手段也不能过于强硬，如果孩子形成"吃饭＝痛苦的事"这一想法的话，就本末倒置了。父母应边照顾他们的情绪边一起努力朝着目标前进。

我把"孩子食用米饭、面类的量值"放在了第 81 页

里，敬请翻阅参考。

如果饭量小到实在达不了标的话，**活用"另一个胃"也不失为一个良策**。

我首推水果类。很多孩子就算喊着肚子已经饱了，也还能吃下一些水果。他们很乐意吃完饭后清清口。

妈妈们碰到孩子饭量小的情况时，很容易只做一些他们喜欢吃的东西，以填饱肚子为先。但毋庸置疑，还是应该让他们不挑不拣地吃下各种类型的菜肴。

另外，也有很多家庭把菜的口味调重来下饭，或者经常在米饭上撒拌饭料吃，这些做法我都不推荐。习惯了重口味后，将来可能会为健康问题所困扰；习惯了吃饭要加拌饭料后，很有可能会变得接受不了单纯的白米饭。

饭量小的孩子中，还有一种吃得少，但同时饿得也快的类型。他们和吃不了多少但也饿不了的"节能型"孩子不一样，喜欢少食多餐。为应对这种情况，我听说有些家庭会把三餐变为五餐，但我想说的是，**孩子发育期还是应以三餐为主**。

一旦吃饭的节奏被打乱，自律神经就会失调，很可能出现晚上饿醒，不吃点儿东西就睡不着的情况。

遵守三餐规律，感到饿时要适当忍耐，等到饭点时再好好填饱肚子——应当贯彻这样的饮食方式。

每顿饭之间的间隔时间是要保证的，因为体验空腹感也是人类必经的过程。如果孩子肚子实在饿得受不了，再把下午 3 点的点心时间利用起来就行。

此外，有些家庭的爸爸回家很晚，吃饭时间不在三餐的饭点里。值得注意的是，不该让孩子再跟着一起吃。

如果孩子知道把晚饭剩下后还能在爸爸喝小酒时蹭点儿下酒菜吃，就可能不会在晚餐时把肚子填饱了。

餐后还能再吃点儿什么的饮食环境对孩子来说并不健康。如果有些家庭出现了这一情况，还是借此机会改正一下为好。

饭量小还有可能是运动不足，热量消耗少所致，并不只是胃容量小。如果不靠适量的运动或学习来消耗热量，孩子是不会感到肚子饿的。

您家的孩子有好好运动吗？是不是不去外面玩，光顾着在家打游戏呢？做完运动后，相应的热量就会被消耗。身体在经过锻炼后，抵抗力能增强，有助于预防感冒。就让他们尽情地运动，玩耍起来吧！

没办法像其他妈妈一样给孩子做漂亮的卡通角色便当，真让人烦恼

妈妈们拼尽全力做便当，只为换孩子一个笑容——我要对您的这份心意点个赞。如果便当里还有自己最喜欢的角色的话，孩子或许会更加高兴。

只是当今时代，妈妈们普遍都很忙碌，要是在做卡通角色便当上花费太大的精力反而给自己造成负担，那就得不偿失了。另外，有些孩子吃饭时容易分心，很可能拿卡通角色便当做无谓的玩耍，妈妈们还是避开为好。

我之前任职的学校里还设有幼儿园，每年我都有一次和监护人交流便当以及食育的机会。在做讲座前，我一定会去趟幼儿园，亲眼看看孩子们吃便当的样子。

我发现不管哪个孩子，在吃妈妈亲手做的便当时，都是津津有味的样子。就算不是下了一番功夫的卡通角色便当，切成章鱼形状的香肠或是厚蛋烧等普通菜肴就足够让他们开心了。"快看！是章鱼！""厚蛋烧真好吃！"——

我听到的满是这些话语。更有甚者，还会指着白米饭对我说："老师，你看我的白米饭！"（笑）

对孩子来说，即使眼前不是精心制作的卡通角色便当，**只要是妈妈给自己做的，那就是一份独特的便当**。勉强自己做一份卡通角色便当给孩子带来的欢乐，其实一份普通的便当也可以做到。

请妈妈们记住：哪怕用的是冷冻食品，孩子也会认为这是独一无二的妈妈特制的便当。

但不能所有菜肴都用冷冻食品，至少有一道得是妈妈亲手制作的，这才能更好地向孩子传递您的心意。就算是简单的厚蛋烧也没关系，还请您为孩子表现一番。

比起花大量的时间制作一些卡通角色，不如往便当里加入一道孩子喜欢吃的菜，或是一起开开心心地吃顿早饭，试着找出他们真正感兴趣的事。

明明昨天还吃得好好的，今天就说"不想吃了"，该怎么办才好？

长大成人后，孩提时爱吃的东西会变得不爱吃，而不爱吃的东西也可能变成心头所好，这种伴随着成长所发生的饮食嗜好变化其实是很正常的。但突然就把昨天还爱吃的东西拒之千里，那肯定事出有因。

比如吃腻了最爱的点心，吃豆沙面包时刚好身体不适呕了出来……此类情况都能让人对某样食物转喜为恶。

对孩子来说，这种转变不一定出于特殊的原因，很有可能是心情所致。比如在吃便当里的烤鲑鱼时，朋友对他说了这样的话："哇，你居然还吃鱼呢，我可受不了这鱼腥味！"

小孩子都有一颗玻璃心，因为朋友的只言片语，就会对一直喜欢吃的鱼产生排斥心理。

"她说她不爱吃，那我也不要吃了……"

如果碰到孩子因为消极发言变得不爱吃某样食物的情

况时，作为家长的我们放任不管的话，将导致他们对食材的负面印象越积越深，甚至变得更加抵触。**所以当孩子突然不想吃某样食物时，我们应当倾听其中的缘由，并在此基础上用话语好好鼓励他们。**

"新鲜的鱼是没有腥味的，而且今天妈妈把鱼炸透了，肯定不会腥的。味道这么好，尝一口试试吧。"

用这些让孩子感到安心的话语进行鼓励，他们就一定能萌发再吃吃看的想法。

难得能吃下对身体有益的东西，转眼间就接受不了了，该有多可惜呀——这一点一定要向孩子说清楚。

小学六年级的女儿因在意自己的体形不肯吃饭，该怎么办才好？

明明不胖，但很多女孩子到了小学高年级时，却因在意自己的体形而想着减肥——**父母一定要加以阻止**。发育期的减肥有百害而无一利，其中的害处远比孩子想象的要可怕。

首先，如果无法摄取发育期所必需的营养，个子就长不高。在不断成长的时期里，若营养得不到保障，骨密度就会降低，**大大增加将来患骨质疏松症的风险**。同时，还很容易受伤，体力也会大打折扣，做不了什么运动。

脑也正处于发育比较快的时期，如果得不到充足的养分，**记忆力及思维能力自然会低下，学习成绩也上不去**。近年来，控糖减肥法广受欢迎，但要让脑袋灵活运作起来，糖分是不可或缺的营养素。因此，对以学习为本业的中小学生来说，控糖减肥法是不可取的。

此外，**从美容的角度讲，发育期的减肥也会造成不良影响**。头发会因此失去光泽，脱发现象日趋严重。痘痘也会趁机冒出，皮肤变得粗糙不堪。减肥的初衷是想要变得漂亮，如此一来却本末倒置了。况且想靠节食来减肥，反倒会减出一个易胖体质来。因为营养不足的身体会形成容易储存脂肪的体质。

节食减肥就像把骨头、骨骼等构筑发育期的体内"地基"材料夺走一样。孩子在发育过程中，不光只是个子长高，脑部、内脏、血管也会一并发育。而支撑这一发育的正是食物，因此，在成人前进行减肥是万万不可的。女孩子甚至可能因为发育期减肥，导致将来不孕不育。

以此为据，妈妈们要好好向孩子说明为什么在发育期里减肥是不可取的。我想，只要他们明白体重的下降是不惜以成绩的下降、健康的丢失、美貌的消损以及易胖体质的形成来换取的，就不会盲目地进行减肥了。

发育期里摄取充足的营养是构筑将来健康美丽的身体的必备条件。而大人的职责就在于向孩子详细说明在发育期减肥是一件多么愚蠢且危险的事情。

如果孩子在意自己过胖的体形，我们应重新审视包括饮食在内的各种生活习惯，而不是直接去减肥。反思一下糖分、脂肪的摄入量是否超标，运动是否不足等，找到原因后再加以改善，养成营养均衡的饮食习惯，才是本该有的正确减肥法。

帮忙等级清单

> 让孩子从力所能及的事情开始做吧!

初级篇

☐ 一起购买食材。像鸡蛋、牛奶等食材,可让孩子在同类商品里挑选自己喜欢的。

☐ 教会他们如何分辨新鲜蔬菜,并由他们自行挑选。

※ 徒手拿菜的体验很重要,所以,可以交给他们来挑选并放入菜篮里。

☐ 关掉电视,清理餐桌。

☐ 把餐桌仔细擦拭干净。

☐ 把家人的筷子摆放整齐。

☐ 让他们做给保鲜袋里的黄瓜抹盐等简单的工作。

☐ 最后撒盐(少许)调味。

☐ 在装盘前拿锅铲炒一下。

☐ 把装好盘的菜端到餐桌上。

☐ 带头说"我开动了"。

帮忙等级清单

让孩子从力所能及的事情开始做吧!

中级篇

☐ 选择和今天的菜肴相配的盘子。

※ 让孩子在形状、颜色、花纹各不相同的盘子中进行选取,有利于培养他们受人信赖的自信感。

☐ 在家人的杯子里倒入饮料后摆到餐桌上。

☐ 选择和今天的沙拉相配的沙拉酱。

※ 多备几种口味的沙拉酱放在冰箱里,和选盘子一样,把选择沙拉酱的权力交给他们。这有助于提高孩子对饮食的热情。

☐ 搅拌盆子里放的食物。

☐ 平底锅开小火,翻炒里面的菜。

☐ 切生菜或卷心菜。

※ 从一片片展开切开始。

☐ 切煮好的菠菜、小松菜等带叶蔬菜。

※ 先沥干水,摆到砧板上再给他们切。

☐ 担任味噌汤试味员。

帮忙等级清单

> 让孩子从力所能及的事情开始做吧！

高级篇

☐ 将黄瓜切圆片。

☐ 将番茄切块。

☐ 斜切大葱。

☐ 把食材放入平底锅里炒。

※ 只是翻炒的话并不算难，孩子也能轻松做到。围着炉子做菜有利于培养他们自己动手做菜的意识。

☐ 给饺子或春卷包馅儿。

☐ 切水果（推荐香蕉、橙子、罐装菠萝），并摆盘。

※ 切苹果时由于孩子的手不够稳，所以对他们来说并不简单，这一点需要注意。

☐ 让他们帮忙清洗厨房的餐具。

※ 清洗餐具，也就意味着剩菜必须丢掉。虽然这是妈妈亲手制作、他们参与帮忙的菜肴，丢掉的话会很心疼，但让他们获得这种体验，有助于培养他们不浪费食物的意识。

给忙碌不堪的妈妈们的食谱小助手③

简易高汤食谱
只要把做菜用的水换成昆布水,就能让味道变得更加醇厚。

昆布水的制作方法
把昆布干剪成5厘米×5厘米的大小后,用1升的水浸泡一晚即可!

绝品味噌汤(2人份)

昆布水	320毫升
和风高汤精	2/3小勺
味噌	适量
喜欢的蔬菜	适量

在锅中放入昆布水、高汤精、蔬菜一起炖煮,再放一些味噌进去就完成了。

☆昆布水还适用于土豆炖肉、浸渍菜以及干烧鱼等多种菜肴。

姜煮沙丁鱼(2人份)

沙丁鱼	2段(去头、内脏)
酱油	2大勺
砂糖	1大勺
昆布干	4厘米×13厘米一张
水	400毫升
大葱的葱绿部分	约10厘米
生姜泥	1厘米
梅干	2—3颗
醋	1小勺

将所有食材倒入锅中,把锡箔纸罩在上面,盖上锅盖后用中火煮20分钟以上即可。

※如果用高压锅(第229页有推荐)来煮,还可把骨头煮至软烂。

第3章

致正为"偏食""肥胖""过瘦"问题头疼不已的妈妈们

孩子食欲旺盛，对食物来者不拒，
我该如何把控孩子进食的量呢？

孩子食欲旺盛，爱吃东西，这是一个好现象。他们能把妈妈做的饭大口大口吃下去，值得您挺起胸膛以此为傲，借机表扬他们一下也没关系。

发育期的孩子容易感到肚子饿。只要看上去没那么胖，吃得多点儿也用不着担心。我们要这么想，**孩子贪吃，正代表他们已经消耗了相应的热量**。

就像我，初中时参加体育活动，所以无论怎么吃都没法填饱肚子。有时一顿晚餐能吃掉 6 两饭，还碰到过米饭不够吃，中途妈妈又给我煮了一次的情况。要是配菜吃完了，就把味噌汤倒进饭里，风卷残云般一扫而光。吃晚饭时，能喝下 1 升牛奶；吃回转寿司时，一个人就能解决掉 30 盘。那时的我简直是个大胃王，现在我再去回转寿司店，吃七八盘就撑着了。

参加体育活动的孩子会消耗大量的热量，所以多吃点儿也不要紧。但是，如果一点儿运动也不做，却一股脑儿地想着吃吃吃，是很容易发胖的。在这种情况下，控制住添饭的次数，不失为一个好方法。我们可以拿水果给他们填填肚子，因为水果的热量比零食、蛋糕要低，还富含维生素。

饭量大是好事，但吃什么很关键。 比如毫无节制地找零食吃，以果汁代水咕咚咕咚地往肚子里灌，怎么看都不是一件好事。

吃饭的时候也一样，为防止孩子光吃饭或肉，可以让他们吃点儿凉拌菜、沙拉，保证蔬菜的摄入量。如果嫌每样都做太麻烦，也可以煮点儿蔬菜作为家里的常备菜放着。只要孩子肯吃下去，就能在不多次添饭、添肉的情况下填饱肚子了。

因为有些妈妈不太清楚孩子饮食的量应该控制在多少范围内，所以我在第81页展示了食用饭和面的量值供各位参考。运动量和性别虽有差异，但从配餐的营养成分标准来看，小学三、四年级的学生一顿饭的热量基本都是640卡路里。

这一标准下添一两次饭是没问题的，但添五六次的话，明显会超标。作为家长，及时制止是很有必要的，但也得注意自己的措辞，避免伤了孩子的心。

"吃这么多会变成猪的。"

"女孩子家家饭量这么大，成何体统？"

千万不要说出这种让孩子怀疑吃饭是一件坏事的话来。特别是当这些话从最亲近的妈妈嘴里说出来时，孩子会有心如刀绞的感觉，或许还会留下一生的心理阴影。

要想管住孩子的饮食，比起责备饭量过大和吃饭的方式不当，不如换成"吃得太快等下会不舒服的，还是细嚼慢咽看上去更雅观啊"等积极的措辞，孩子会更老老实实地听话了。总而言之，食欲旺盛，爱吃东西，正是身体健康的表现。这比对吃饭没兴趣要好得多，妈妈们应当对自己有信心才是。

孩子食用米饭、面类的量值

 白米饭
（熟饭的重量）

 面类
（干燥状态的重量）

	白米饭（熟饭的重量）	面类（干燥状态的重量）
小学一、二年级	145克	70克
小学三、四年级	155克	80克
小学五、六年级	165克	90克
初中一年级	175克	100克

Point

○ 给熟饭称重时，可以先把饭碗放在秤上面，再往里面装饭，就能一目了然了。
○ 意面里配料的量会对面的比例产生巨大影响，所以上表仅提供一个预估值。像蒜香意面等如果里面不加其他配料，可适当增加面的量。

Q21 孩子觉得自己有点儿胖,需要让他减肥吗?

正如我在 Q19 里说过的,让正值发育期的孩子节食减肥是万万不可的。首先,我们来追根溯源,找找孩子变胖的原因是什么。

孩子变胖的原因,很可能是父母给孩子提供的饮食出了问题,而非还不能自主管理饮食的孩子的过错。

归根结底,发育期的孩子就算饭量大,咕咚咕咚喝下很多牛奶,基本上纵向发展也会先于横向发展。即便如此,**还是控制不住长肉的话,应该还有其他原因**。如果饮食严格遵守营养平衡原则,那么无论再添多少碗饭,也不太可能胖得起来。对于小学五、六年级的学生来说,日常的学校生活就能消耗掉大量的热量。

在体育课和休息时间里,身体会做大量的运动,就连学习也会消耗热量。不管哪所小学,学生们每天都是爬楼梯的,而非乘坐电梯。

无论是在参观日或恳谈会[1]偶尔来趟学校的妈妈,还是学校的老师,大人在走到四楼时会气喘吁吁,而对孩子来说却是小菜一碟,他们在休息时间里总会活力满满地跑上跑下。

每天有这么大的运动量,本来不该胖起来才是。如果实在控制不住体重的话,或许正是==家庭的生活习惯有问题。==父母还是重新认真审视一下这个问题比较好。比如,下述情况是不是让您感觉似曾相识呢?

○孩子有没有每天以甜味的碳酸饮料代水,咕咚咕咚往肚子里灌呢?

——碳酸饮料里添加了大量的砂糖,并不能拿来代替饮用水。运动饮料也是同样的道理。

○除了三餐外,孩子有没有拿着零食想吃就吃呢?

——吃零食可以说是孩子最大的乐趣之一了,拿市面上卖的点心或是曲奇饼给他们都可以,但切忌整袋整箱地

---

[1] 日本的学校设有"参观日",供学生家长等特定社会人士来校参观和听课。"恳谈会"即请家长来学校开会,商讨学生的发展、出现的问题、升学志愿等。

给，妈妈们要事先严格把控好量，再交到他们手里。

○您有没有在吃饭时由着孩子的性子，允许他们只吃油炸食品等喜欢的食物呢？

——正如我之前所说，如果任孩子由着性子只挑自己喜欢的东西吃，那么营养平衡就会受到破坏。不能让孩子光夹盛在大盘子里的炸鸡块，而是在他们吃完沙拉喝完汤后，再添下一份。

由此可见，==比起盲目地靠节食减肥，我们更应该反思家庭的饮食习惯。==千万不能下"饭就这么多""你肉就别吃了"的命令。对正值发育期的孩子来说，米饭和肉里的营养是必不可少的。大人可以控制自己在糖和肉上的摄入量，但没必要限制正在长身体的孩子。

尤其是只关注热量而无视营养平衡的减肥方式，是最不可取的。

我发现有人爱吃薯条、零食、面包，在对摄入的热量经过严密的计算后，只要每日控制在1500卡路里的限度内，就会心安理得地吃下这些东西。实际上，这是大错特错的。

比如，颇受欢迎的咖啡连锁店里放满鲜奶油的饮料，根据尺寸和种类的不同，一杯的热量就超过 700 卡路里。单从热量来看，一杯饮料就相当于一盘肉酱意面或一碗中份的牛肉盖饭。但这种饮料里只有糖分和脂肪，没有其他能转化成营养的东西。

同样是 700 卡路里的摄入量，营养平衡的主食和只有甜味的饮料在营养的吸收率以及还原率上并不相同。想吃甜食，又怕热量超标，就用点心和果汁来代替主食，这种减肥方法无疑是错误的。

近年来，各种减肥的方法流行于街头巷尾，比如控糖减肥法、小断食减肥法[1]等，无论哪种方法，对发育期的孩子来说都不适用。如果因减肥而导致健康受损、皮肤干瘪，那么谁都担不起这一责任。

---

1 小断食减肥法：一天里不吃任何东西，只摄取一定量的水分的减肥方法。

22 我家孩子口味重,还有舔酱油和盐巴的癖好,该怎么办?

如果习惯酱油和盐巴的浓烈味道,舌头的味觉感知就会慢慢麻痹,从而对味道越来越迟钝,那麻烦就大了。

首先,我们要把酱油和盐从餐桌或孩子触手可及的地方移走。比如吃刺身时,不要由着孩子的喜好自己倒酱油,而是妈妈事先在小碟子里倒好,严格把控酱油的量。吃沙拉时也一样,不能在餐桌上放各种沙拉酱,而是事先拌好再端出来。

实际上,家父无论是在家里还是在店里,只要吃咖喱,就一定会往里面加沙司。咖喱做得再怎么好吃,也无法改变他一颗认定"无沙司不咖喱"的心。

盐加到番茄全白了才满意,包括腌菜在内的任何东西都要加酱油,还有给本就撒了盐的薯条里挤番茄酱……

各位的身边是不是也有很多像这样给食物二次调味成瘾的人呢?

特别是**习惯了重盐后，过量摄入就很容易愈演愈烈，不利于身体健康**，应当多加注意，这一点要向孩子仔细说明。可以拿方便孩子理解的"浮肿"来举例给他们听，比如脸会肿起来、小腿肚会很疼等。

长期过量摄入盐分还会引发高血压、心脏病等多种疾病，而且也很容易口渴，这又会导致果汁的过量饮用。糖分和盐分均过量摄入，是饮食的大忌。

此外，超标加入酱油、盐、沙司、番茄酱等调料，不但有害健康，还会把一道菜的美味掩盖，这一点也要向孩子说清楚。他们也不愿意尝不出妈妈下功夫做的菜是什么味道吧。

只要不一股脑儿地往菜里加调料，享受这道菜或食材本身的味道，就能让麻痹了的味觉逐渐恢复回来。

我们要让孩子在充分发挥高汤[1]风味的菜肴中，感受到独特鲜味。

正常人的舌头，能品出直接冲泡的红茶和茉莉花茶的微甜。而已习惯重口味的人，就算喝运动饮料，也尝不到

1　日本的"高汤"多为昆布和鲣鱼干共煮所得的一锅汤，常被用来提鲜。

其中的甜味。

可以试试在吃完蛋糕或曲奇饼后再喝运动饮料。这时甜味已经完全尝不出来了，取而代之的是满嘴的酸味。同样是运动饮料，在口渴时喝上一口，却会感到无比甘甜。**味觉的敏感度就是如此精细。**

当然，也有可能是妈妈平时做菜时调味比较重，紊乱了孩子的味觉。在味觉紊乱的情况下做菜，调味肯定也很难恰到好处。如果您担心自己舌头的状态，可参照下页所示的"舌头等级自测表"，在做菜前测试一下味觉的感知度是否正常。

舌头等级自测表

将200毫升昆布水和1小勺酱油均匀混合，再尝尝味道！记得在品尝前先用水漱口，保持口腔清洁。

※ 昆布水的做法详见第76页。

来，感觉味道如何呢？

有点儿浓
味觉正常，请鼓起信心来！

不浓不淡
已经有点儿习惯重口味了。
在平时做菜时要注意控制盐的分量。

有点儿淡
舌头已习惯重口味，味觉也变迟钝了。重新反思一下每天的饮食生活，从现在开始逐步减少调料的量吧，慢慢地，味觉就能得到恢复。只要把平时做菜时用的水换成昆布水，就能让味道更加醇厚，且有效控制调料的使用了。

Q23 孩子对吃饭没兴趣，该怎么办？

孩子并不怎么挑食，饭量也不小，但就是没看出他对饮食有兴趣和执着。这种情况，或许是他们**还没认识到吃饭是件很棒的事**。对这些孩子，父母必须从"吃饭是感受美味、让人享受、值得开心的一件事"开始教起。

如果孩子在吃饭的过程中总被批评，总被强迫吃下自己讨厌的东西，那么他们对饮食的负面印象就会不断加深。

父母训斥孩子的目的是希望他们能多吃点儿，结果却适得其反。这将导致孩子耍小性子不吃东西，父母的关心反倒给他们添了压力。所以，我们不能**让孩子误以为吃饭是一件痛苦的事情**。

在吃饭方面提醒、训斥孩子时，千万要注意自己的措辞。

比如，不说"这吃相太难看了"，而说"还是这么吃更雅观";不说"吃那么多要变成猪",而说"吃太多等一下肚子要痛的,把筷子放下来吧";等等。**不伤孩子的心,是我们说话的不变法则,要给他们"吃饭＝快乐的事"这一积极的印象才行。**

除了吃饭外,试着让孩子亲自参与食材的购买、菜肴的烹制。可以从让孩子一起去超市购物,为家人挑选蔬菜和肉类开始。

在教会孩子如何挑选美味的胡萝卜后,把选择权交到他们手里,并对他们的选择好好表扬一番。在端出用这一食材进行烹制的菜时,别忘了还要加上一句:"今天用在咖喱里的胡萝卜,是××选的呀,味道肯定要比之前的好!"

对孩子来说,光是自己选的食材被妈妈做成一道菜就足够高兴了,而且他们还能亲自参与其中,更增加了成就感。

更重要的是,孩子在帮忙的过程中,参与意识会不断提高,受表扬后热情也会高涨,对饮食的兴趣也会越来越浓厚。

如果孩子的年龄太小还不能动手处理食材,可以让他们帮忙尝味道。尝味道也是非常棒的一种帮忙方式，因为这样，孩子的心会逐渐向吃饭这件事倾斜。

把"试味员"这一职务专门任命给他们也可以。

此外，**孩子对吃饭提不起兴致，还和父母给点心的方式有关**。如果因为孩子不吃饭，就无节制地给他们点心吃，那么他们随时都会处在饱腹感当中，根本提不起食欲。

在此，我建议各位读者重新反思一下家里的菜单，或许里面正有孩子吃不下或认为不好吃的东西。

丈夫喜欢吃醋渍的东西，但孩子可能会觉得太酸吃不下；大人喜欢吃烤内脏，但孩子可能会因为咬不动而感到恶心；从爸爸的健康角度考虑，鸡胸肉全被做得柴柴的，却勾不起孩子一丁点儿的兴趣。

把不关心饮食的责任推给孩子前，我们要反思一下自己：每天摆上饭桌的菜是否**以孩子为中心进行考虑了**？

比如，菜的调味是否过于单一？无论是煎炒还是蒸煮，全用酱油来调味，就连孩子也会感到厌倦的。

偶尔也试试用番茄酱、咖喱、蚝油等调料来丰富味道的种类，而且，还可以把菜做成软软、脆脆等多种口感，孩子们就能因此喜欢上吃饭了。

无论如何，我们都应积极寻找适合孩子的味道和烹调法，或许就能从中得到正确答案。虽然需要下点儿功夫，但一切都是为了亲爱的孩子，如果家里的饭煮得不够好，我希望妈妈们要敢于摸索试验，把自己这份用心、这份努力传达给他们。**当孩子看到妈妈为了自己拼尽全力时，肯定会非常高兴。**

"妈妈都不会做菜，却这么努力在学，都是为了我……"

孩子们能感受到来自妈妈身上的母爱，而妈妈真心诚意许下的"希望孩子能对吃饭更感兴趣"的愿望，也会叩响他们的心扉。或许他们现在还不能大口大口地把饭吃下去，但总会在某一天、某个地方回应您的期待。

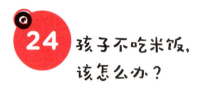

24 孩子不吃米饭，该怎么办？

不接受白米饭；无论前面放了哪些配菜，不加拌饭料就不肯吃米饭——很多孩子都有这样的习惯。对于这些孩子，我们一定要让他们明白：米饭配菜，美味无比。

如果不吃米饭光靠配菜把肚子填饱，那么热量必然会超标，且比起日本料理，更像在吃西餐。日本料理已成为非物质文化遗产，是一种营养均衡、有利于健康的饮食方式。作为日本人如果注意不到这一优点，实在是太可惜了。

至少，拌饭料就不要买市面上小袋包装的了，换成妈妈亲手制作的吧。拿杂鱼或柴鱼片和芝麻一起炒，简单几步就能做好。

对日本人来说非常美味的米饭，孩子却并不爱吃，也有可能是因为**家里的饭煮得不够好**。

在我孩提时期，家里有咬不动硬东西的祖父母在，所以饭都煮得非常软烂，像已经把米煮得看不出形状的粥一样。当时的我，根本不知道一碗好吃的饭是要粒粒分明的。

我那会儿不怎么喜欢吃太软烂的饭，所以会把味噌汤倒在里面稀里哗啦地吞下去，也因此经常遭到父母的训斥。对"白米饭并不好吃"深信不疑的我，第一次在家庭餐厅吃到白米饭时，竟然受到了米饭所带来的美味冲击。自那以后，每次外出吃饭时，我都会细细咀嚼，品尝米饭的滋味。

因此，如果孩子吃不下白米饭，我们应当重新审视一下自家的饭煮得是否好吃。

首先，看看选的米怎么样。倒是没必要买最高级的米，但廉价的米缺乏水分，味道不尽如人意。很多想控制饮食费用的妈妈可能并不知道，不同的品牌和价格，会对米饭的味道产生巨大的影响。

其实，只要把米的种类换一下，就能让米饭发生翻天覆地的变化。我把推荐的几款米罗列在 97 页中，敬请多加尝试。

此外，您家用的是哪款电饭煲呢？电饭煲的种类有很多，电器城里，从 3000 日元的超实惠款到 10 万日元的高级款一应俱全。我用过很多款式，发现太便宜的电饭煲肯定是煮不出好饭的，至少也要选 1 万日元的才行（第 228 页有推荐）。如果您还在使用便宜或旧型的电饭煲，可以试试看用砂锅来煮饭，也能领略米饭在充分蒸煮后的美妙滋味。

用什么水来煮饭也很重要，水质会对饭的口感产生令人惊异的影响。有些家庭比较讲究，还会拿矿泉水淘米，所以我们不妨反思一下自己是用什么水来煮饭的，借此机会，好好找找究竟是什么原因导致饭煮得不好吃。

我推荐的几款米

重点推荐

山形县产的艳姬米

艳，即大米颗粒饱满，经过蒸煮后散发闪亮光泽之意。其最显著的特点在于米粒的大小。此米颗粒较大，甜味足，能把自身的美味充分传递到口腔里。

北海道产的牛奶皇后米

此米的最大特征在于美到令人神魂颠倒的乳白色。被勾人食欲的米饭香气所吸引，会情不自禁地将筷子向它伸去。糯糯的口感让它在低温中依旧保持柔软，甘甜的滋味也在其中展现得淋漓尽致。

青森县产的青天霹雳米

所有比例都恰到好处的一款米。其略大的颗粒、甜度、黏力，和所有菜肴均可完美搭配。单蒸了吃自然不错，做成炒饭等花式吃法亦是美味无比。

熊本县产的森林小熊米

如果您喜欢吃颗粒较小的米，那么选这款就对了。在小粒米中，它的甜味最能引爆你的味蕾。很多人会一吃成瘾，反复购买。

被誉为日本第一的南鱼沼产越光米

甜度、色泽、颗粒、口感无疑都是上乘的，只是，其高昂的价格并不适合日常食用。当然，如果预算充足的话，我会向您推荐这款米，但日常食用米，还是要根据家庭经济情况选择合适的才行。这次没介绍到的，比如新潟产的越光米、无洗米等，味道都非常好。米的种类、淘米的水、煮米的电饭煲，是影响米饭味道的三大要素。大米作为日本人每天要吃的主食，我认为应当在其身上多下点儿功夫。米饭的味道只要够好，就能给一顿饭带来巨大的影响。如果味道非常好的话，还会给人带来幸福感，这也更有助于配菜下肚，增进食欲，改善挑食问题。

Q25 孩子喜欢米饭、面包和意面，糖分的摄入量会不会太高？

孩子喜欢吃刚煮好的饭、刚烤好的面包以及妈妈做的意面，该是件多么幸福的事呀！各位妈妈可以再多花点儿时间，做一份美味的沙拉一并端给他们吃。

关于"让孩子吃饭适量""让孩子接触多种食材，注重营养均衡"的方法，可参照之前所做的介绍。定好"加量奖励"（详见第59页）的同时，试着让孩子克服不喜欢的食材。**如果他们对吃饭感兴趣，那就一定能找到除米饭、面包以外的其他美味。**只要孩子领略到了饮食的乐趣，就能比对吃饭不感兴趣的孩子做出更好更快的改变。

在做意面时，因为里面加了很多食材，很多家庭会选择一盘搞定，但还是要考虑一下营养均衡比较好。另外，妈妈们很难在煮意面前把握成品的量，一不小心就煮多了。

我们可以减少意面的量，**搭配一些主菜或副菜，确保**

营养均衡。煮饭也一样，米饭和配菜的比例应保持平衡，同时可活用"加量奖励"，比如"想再添饭或添面，就必须把沙拉全部吃完"。

从熟食面包[1]到点心面包，好吃的面包非常多，但对孩子们来说，多数面包的量都是超标的，所以适量非常关键。我们可以分出半个或根据具体情况切出 1/4 个，帮他们早日养成和沙拉、配菜一起吃的习惯。

主食要等到沙拉或凉拌菜吃完后再添，甜点我推荐蜜橘或苹果等水果，牛奶要喝一杯的量……通过这些方法，饱腹感会更强，也能防止米饭、面类、面包等主食摄入过量了。虽说糖分的过量摄入确实让人不得不提防，但我并不推荐过度限制孩子发育时期的饮食。

---

1 熟食面包：一种在面包上加一些咖喱、炒面、比萨料等熟食的面包。

Q26 我家孩子比同龄人瘦得多，该怎么办才好？

首先，我要告诉您：还真有吃多少都胖不起来的"苗条大胃王"存在。吃得多却不长肉，大多是由自身的体质和遗传因素所致，所以不必太过在意。

我认识一个朋友，小学六年级时身高167厘米，体重却只有42千克，他饭量很大，一顿能吃下6两饭。而他家闺女也一样，身高168厘米，体重只有43千克，身材消瘦，饭量却不小，身体也很好，听说到毕业为止一直在拿全勤奖。

即使人很瘦，只要好好吃饭，那么入嘴的食物就能被充分消化，从而转化成营养被人体吸收。如果好好吃饭，却还是病态消瘦没什么生气，那就说明和饮食无关，是身体其他地方出了问题。反之，如果吃得多但人很精神，那瘦就瘦点儿，无须担心，家长也用不着命令正在吃饭的孩子多吃点儿了。

真正的问题是——人又瘦，吃得又少。**不爱吃饭的孩子不光瘦，还很容易感冒，体力也会严重不足。**还是像我之前说的那样，要让他们喜欢上饮食，从喜欢的食物入手一点点增加饭量。

有些孩子在小学低年级时饭量很小，只吃得下一小碟米饭，等成长到上高年级时，饭量会渐渐地大起来，因为胃容量会随着人的成长不断扩大。对那些不怎么吃得下饭的孩子，我们不该采取强硬的手段，徒添他们对吃饭的厌恶心理，应当循序渐进，切勿急于求成。

还有一点很重要：对那些很瘦的孩子，父母应多关注他们的食量以及健康状况。有些孩子吃得多，但通过运动都消耗掉了，那自然是胖不起来的，所以我们还要确认他们的运动量才行。

Q27 孩子在吃晚饭前闹肚饿,该怎么办才好?

如果您正为孩子吵着想吃到妈妈亲手做的菜而烦恼,那还真让人羡慕。只不过,有几点还要请您再确认一下。

一、孩子有没有好好吃完学校的配餐?

如果没法向孩子确认的话,也可以咨询班主任老师。小学教师在学生吃午饭时会站在边上观望,所以向他们打听一下即可。

二、晚饭时间是不是安排得太晚了?

学校的午饭时间是 12 点半左右,如果等晚上 8 点半爸爸回家时再安排晚饭的话,孩子就算在下午 3 点吃过点心,也会感到肚子饿。因此,**晚饭应当安排在晚上 6 点到 7 点间**。

在孩子年纪还小时,晚饭时间要顺应他们,而不是顺应晚到家的爸爸。当然,不能光孩子一个人吃,妈妈也要陪着一起吃。吃得太晚对孩子的身体负担太大,一家子围坐在餐桌上的时光，就等爸爸周末休息时再创造吧。

此外，我还发现近来有很多孩子睡得很晚，经常会有小学生在天全黑后还外出闲逛。对正值发育期的孩子们来说，肯定是早点儿睡更好。为此，最好的方法就是把晚饭时间提前。如果放学后还要去补习班，回来比较晚的话，那就在去补习班前让他们把晚饭吃掉。

假使家里确实事出有因，只能推到晚上 8 点后吃晚饭的话，也可考虑一顿饭分成两次吃。孩子在傍晚感到肚子饿时，可以让他们吃掉一部分的晚饭，而不是直接拿点心给他们，剩下的就等晚上 8 点后再吃。托儿所会在傍晚端出饭团或三明治等轻食给孩子垫肚子，也是这个道理。

最不好的做法是：在孩子闹肚饿时，又拿了些点心给他们吃，以致对晚饭造成影响。点心吃得太多，最后连沙拉、蔬菜都吃不下，那就本末倒置了。如果以上两点确认没有问题的话，那么**孩子在晚饭前闹肚饿，就是件值得骄傲的事了**。

Q28 孩子光吃油炸食品，不怎么吃其他东西，该怎么办？

炸鸡块、炸猪排、天妇罗等油炸食品是孩子们的心头所好，无须强求，他们也会主动吃下去。油炸能让鲜味充分凝缩，把食物变得美味无比，但是，吃油炸食品也要考虑营养的均衡。虽说多吃点儿自己喜欢的东西无可厚非，但也不能每天都吃。

就算一星期吃一次，也不能光吃油炸食品，妈妈们哪怕表现得"心狠手辣"一点儿，也要教给孩子正确的饮食方法。

在这种情况下，也可使用"加量奖励"。 比如想再来一份油炸食品，就要先把沙拉或味噌汤全部吃完才行。吃炸鸡块时，妈妈要先给孩子定好量，不能一开始就堆成小山放在桌上，而是2块就2块、3块就3块地给他。

想让孩子多吃点儿蔬菜，光吃沙拉他肯定会生厌，不妨把蔬菜也炸炸看。在炸鸡块时顺带把蔬菜也放进油锅素炸[1]一

---

1 素炸：不裹面衣直接丢进油锅里炸。

下，或者在做天妇罗时稍微多用点儿蔬菜也可以。蔬菜在经过油炸后，鲜味也能凝缩起来，美味升级。

刚开始孩子可能会有所抗拒，但舌头的接受范围会在进食的过程中变得更广，这也是不能光吃一样食物的原因之一。

毫无疑问，妈妈现炸的食物才是最美味的。超市的熟食区里卖的油炸食品大多用油不善，要么味道不好，要么过于油腻。油炸食品也就一周顶多吃一次，还是现做现吃比较好，这样孩子也会对每周吃油炸食品的这一天充满期待。

对吃饭充满兴趣的孩子能把握住更多的机会。虽然现在舌头的接受范围还很小，只想吃些油炸食品，但在不断接触各类食物的过程中，孩子或许会喜欢上其他食物。把"吃饭是一件很棒的事啊""能吃下这么多，真棒！"的不断鼓励和"吃掉其他几道菜的话，就给你再来一份油炸食品"的奖励相结合，孩子就一定能领会妈妈的期望了。

我认识一个朋友，她给孩子下了规定：1块炸鸡块必须配4片生菜来吃。如果放任不管的话，孩子的筷子会一直往炸鸡块的方向伸，而在这一规定下，他们就能认识到炸鸡块配蔬菜吃有多么美味了。家规能投其所好的话，操作起来就会非常轻松。

Q29 孩子因患苦夏病[1]导致食欲不振,有什么应对的方法吗?

孩子的苦夏病可大致分成两种模式:一种是天气太热导致食欲不振、胃口不好,体力也随之下降;另一种是进入暑假后生活规律被打破,身体健康受到影响。

如果是天气原因,就不用硬扛着了,还是打开空调保持适宜的温度最好。虽然有人主张不开空调,也有人觉得开窗通通风就行,但如果气温太高,不但会倒了胃口,而且比起大人,孩子更容易中暑。因此,为了孩子的健康考虑,空调还是该开就开。

此外,当食欲受高温影响时,大人会选择在清爽的素面上放一堆药味浓烈的紫苏叶或茗荷一起吃……但孩子却很难接受这股药味,所以还是避开为好。

得了苦夏病后,胃是比较虚弱的,比起空腹,身体的

---

1 苦夏病:进入夏季后,由于气温升高出现胃口下降、食欲不振、身体虚弱等情况的病症。

不适感要更强烈。

如果这时还要求他们吃自己讨厌的东西，未免太过狠心。但不吃的话又没法恢复过来，所以还是给他们吃一些能轻松入口的东西更好，比如，把冰激凌加到点心里。

为防止被高温击倒，**必须在正式进入夏季前的 5 月、6 月开始严格管理饮食**。即使遇上高温酷暑天，只要能照常吃饭，便可免受苦夏病的侵扰。一旦吃不下饭，身体因此虚弱下去，苦夏病就会随之慢慢恶化起来。

我认为，**并没有什么特殊的方法来应对苦夏病**。只有自初夏开始到盛夏的这段高温天里保持合理的饮食，才是一剂良方。此外，还可使用空调来维持适宜的温度，但不能把室温调得太低，以免患上空调病，应当创造一个利于吃饭的环境出来。而且如果热到影响睡眠的话，身体也会吃不消的。

苦夏病的另外一种模式——生活规律被打破，身体健康受到影响。这些经常发生在小学生身上。

一旦进入暑假，孩子就经常晚上熬夜，早上起不来，很多家庭干脆取消早饭，直接吃个早午餐了事。此外，熬夜导致睡眠不足的情况也屡见不鲜。无规律的生活是引起身体不适的重要原因。苦夏病的病根，就在这种自律神经持续失调的生活上。所以，还是让孩子在暑假里早起做广播体操，回家后好好吃饭，继续过规律的生活更好。

因苦夏病食欲不振的孩子，**至少也要吃下营养价值高的当季食材**。夏季有很多充满魅力的当季食材，西瓜、蜜瓜、桃子、梨等水果广受孩子们的好评，玉米、毛豆也让许多孩子喜欢。毕竟夏季的水果和蔬菜甜味更浓，味道非常好。

如果您家孩子喜欢吃意面，可试试在番茄酱汁里多加入一些芦笋、茄子等夏季代表性的蔬菜。如果他们能吃下营养价值高的当季食材，那么患苦夏病的概率就能大大降低。

大人为预防苦夏病，经常会吃一些清爽的、不油腻的东西，比如果蔬冰沙等。但光吃这些，营养是跟不上的。

在热得吃不下饭前，先搭配蔬菜一起，均衡摄入一些肉类、鱼类，好好囤积体力吧。

我经常听到一些妈妈如释重负地感慨："暑假终于结束了……"确实，如果孩子在暑假期间一直待在家里，妈妈们就没法按自己的节奏做家务了。如果还要上班的话，那更是雪上加霜。

夏天一到,厨房也跟着"火热"起来,做菜又要用到火,实在让人提不起劲儿,再加上平时都是一个人吃午饭,所以随便对付一下就行,而现在却没法偷工减料了。暑假拉开序幕,妈妈们苦难起步。

但是,我还是希望各位能细细品味和活力满满的孩子共度暑假的这份幸福,好好体会制作让孩子愉快吃下的饭菜时的这份喜悦。在庭院里烧烤,携全家出门搭帐篷,做铁板烧,都是不错的选择。

请各位妈妈一定要注意保持孩子们稳定有序的生活节奏,和他们共度一个愉快的暑假。

适合在家庭菜园里栽种的蔬菜

很多蔬菜都能在家里栽培，在此列举几种适合花盆栽培且成功率高的类型。

春季至夏季

小番茄

4—5月从苗开始培育，非常简单，收获期在7—9月。需要注意的是，很多自家栽培的小番茄酸味非常强，直接吃的话，孩子可能会因忍耐不了酸味变得讨厌吃番茄，所以在端上餐桌前要先做一定的处理。而有种名为"爱子"的小番茄甜味十足，我推荐直接吃，稍微冰一下的话更容易尝出甜味。

扁豆

4—5月开始播种，收获期在7—9月。因为从种子开始栽培，所以产量很高。我推荐拿培根卷着吃，但要注意卷成适口大小。

荷兰豆

4—5月开始播种，收获期在7—9月。因为从种子开始栽培，所以产量很高。我推荐烫熟后蘸蛋黄沙拉酱吃，可充分感受到蔬菜所带来的甜味。

茄子

4—5月从苗开始培育，非常简单，收获期在7—9月。我推荐嫁接栽培，这方法产量高，但有一点不容忽视：自家栽培的茄子很容易口感偏硬，颜色也会有所不同。为避免孩子因外观抗拒茄子，可采用素炸、脱皮后煮熟等方式进行烹饪，这点儿工夫不能少。

春季至夏季

玉米

4—5月在庭院里栽下，收获期在7—8月。从种子开始栽培的难度很高，所以我推荐购买4月底开卖的玉米苗来栽培。

黄瓜

4—5月开始播种，收获期在7—9月。可从种子开始栽培。黄瓜的枝蔓易向外延伸，最好用黄瓜网和黄瓜架加以支撑固定。

秋季

番薯

5月从苗开始培育，收获期在11月。1个花盆种1株，种得太多的话，个头都长不大。种下去后只要定期浇水即可，非常简单。

冬季

芜菁

9月开始播种，收获期在11—12月。在栽培的过程中要多加间苗[1]。和萝卜不同，芜菁无须挖深坑就能栽培收获，所以适合种在花盆里。

小松菜

9月开始播种，收获期在11—12月。在栽培的过程中要多加间苗，我推荐和孩子一起完成这项工作。拔下来的幼苗可拿来炒菜或煮味噌汤。

---

1 间苗：又称"疏苗"，是指在农作物种子出苗过程中或完全出苗后，采用机械、人工、化学等人为的方法去除多余幼苗的过程，其目的是保证幼苗有足够的生长空间和营养面积。

给忙碌不堪的妈妈们的食谱小助手④

连熬高汤的时间都没有！用作最终手段的秘藏食谱！

美味的浓菜汤（2人份）

再忙碌也不怕☆

水	300毫升
番茄	1个
洋葱	1/4个
冷冻南瓜	2块
芝士粉	1小勺
培根	1/2块
脱水通心粉	15克
清汤块	1块
番茄酱	2小勺

番茄切块，洋葱切成薄片，培根、南瓜切丝，最后将所有材料倒入锅中煮熟即可。

使用罐头的快手加工食谱

金枪鱼萝卜泥意面（2人份）

意面	180克
金枪鱼罐头	1罐
萝卜	1/5根
酱油…A	2大勺
砂糖…A	2小勺
和风高汤精…A	1/2勺

先将磨成泥的萝卜和A一起放入平底锅内用小火加热。再把煮好的意面去汤后倒进平底锅，最后加入金枪鱼，翻炒均匀即可。

了解了解，用处很大的食谱

速冻水饺	4个
豆芽菜	1/3袋
白菜	少许
鸡精	2小勺
水	400毫升

只要把所有材料放在一起煮就行。速冻水饺1袋有8—10个，价格为100—200日元，是非常利于控制生活预算的便捷食品！因为是带汤的，所以鲜味和分量也有所提升，敬请多加利用。

盐曲煎鱼（2人份）

选自己喜欢的鱼块（推荐鲑鱼）	2块
盐曲	4小勺

在鱼块上涂抹盐曲，并静置10分钟，再放到烤鱼架上或平底锅内烹熟即可。盐曲还有使用便捷的管状版[1]，可买回后常备在冰箱里。

如何活用市面上卖的肉丸

肉丸的价格相对低廉，在超市等地方都有卖。例如，煮火锅用的生肉丸或生鱼丸，只要在家里和蔬菜一起煮一煮，就能轻松做好一道汤。还可以加进炖菜中增加分量，或在煎熟后加入番茄酱和沙司一起煮，就能轻松做出一道炖肉了。

---

[1] 管状版：可以从袋子里挤出来的包装类型，很多芥末酱都会采取这一包装法。文中出现的"姜泥"也采用这种管状版。

第4章
致担心点心
对身体不好
的妈妈们

Q30 能给孩子吃市面上贩卖的点心吗？

市面上的点心既有加了防腐剂、色素等食品添加剂的，也有使用了大量食盐和砂糖的。从一名营养师的立场出发，我并不推荐吃外面买回来的点心。但如果不是每天大量摄入的话，我认为也不必太过在意。究其原因，对孩子来说，**点心时间是最幸福的一段时光**。

许多动漫中的人物也很爱吃点心。孩子们在看了《蜡笔小新》后就会想吃小熊饼干，看了《哆啦A梦》后就会想吃铜锣烧。如果父母剥夺他们这段最幸福的时光，未免太过残忍，所以平日里我常对妈妈们说，**要严把适量大关**，无须过度限制孩子食用市面上贩卖的点心。

最不可取的便是把整袋、整盒的点心拿给孩子。家长要亲自过目定好量，注意给他们吃的点心不能影响到晚饭。维持身体运作的基础饮食是早、中、晚三餐，点心是用来愉悦心情的。

　　作为一名营养师，我自然更推荐亲手制作点心，但每天的点心全要手工制作，实在是费事费钱，而且也不是所有妈妈都擅长做点心，何况如今已是 100 日元就能买到美味点心的年代了。

　　实际上，学校配餐里的甜食也多是市面上贩卖的。我所在的文京区的某所小学里因为禁止冰激凌，所以从没在配餐里出现过这一点心，但根据地区不同，有些学校会给孩子发配餐专用的哈根达斯或雪见大福等甜点。作为一名营养师，我看着有些五味杂陈，但对孩子来说，见到冰激凌在配餐中登场，确实会欣喜万分。

　　这种做法自有其道理，但我的配餐信条是：给孩子提供**"有意义的甜点"**。所以在自己动手做点心时，会想方设法往里面"多做一些文章"。

　　比如单单一块巧克力，其本身的营养价值可被其他食材替代，并没有在配餐中出现的意义。但往里面加些抹茶，就能产生"让孩子吃下本因太苦而难以接受的抹茶"这一意义了。

有一种被称为"芝士球"[1]的巴西点心面包因其软糯的口感深受人们喜爱，我们在烤制时可加一些切成碎末的胡萝卜进去。这么做不但能去除胡萝卜的味道，打造如橙粒般的可爱外表，还能让不喜欢吃胡萝卜的孩子心生"我能吃下胡萝卜了"的成就感。这也正是这道点心的意义所在。

　　做饼干时也一样，可在里面加入一些小松菜、芝麻等营养价值高的食材。在饼干中加入一些孩子不爱吃的东西，因其味道都被浓烈的黄油、砂糖味掩盖了，所以孩子也能顺利吃下去。如果孩子感兴趣的话，还可以一同参与制作，配合时节变换形状也能带来无穷的乐趣。比如圣诞节期间就可做成圣诞树形，音乐发表会[2]临近时就做成音乐符号等，**拉近饮食和孩子之间的距离**。

　　顺带一提，有一种由苹果和酸奶制成的"波姆波姆蛋糕"很讨孩子喜欢。虽然这是一道只要把所有材料混在一起进行烤制就能完成的简单甜品，但孩子们却非常喜欢。"波姆"在法语中是"苹果"之意，如果把它叫成"苹

1　芝士球：拿牛奶、橄榄油、粉状芝士、糯米粉及盐等材料制作而成的一种点心，又被称为"巴西芝士面包球"。
2　音乐发表会：日本学校里常见的活动，发表会当天学生会以合唱和合奏等形式来展现练习的成果。

果蛋糕"，恐怕很难勾起孩子们的兴趣，但换成"波姆波姆"，他们的兴致一下子就上来了。

这种蛋糕能大受欢迎，命名的方式功不可没。在我个人看来，孩子对日语中含有"Pa、Pi、Pu、Pe、Po"发音的菜名很感兴趣，像是起司球（Pondekējo）、布丁（Purin）就是这个道理。在菜名上下点儿功夫，也是让孩子吃饭香香的秘诀之一。所以我尽可能制作一些发音中含有"Pa、Pi、Pu、Pe、Po"，命名上稍显另类的菜肴。

虽说用市面上卖的点心也可以，但有些家庭还是担心孩子吃点心会影响到晚饭或控制不住量。这种情况，**我会建议把点心也一并列入每周的食谱中**。听上去像是小题大做，其实不需要太过死板。比如一周吃几次水果啦，一周安排吃一次冰激凌啦，以及周日爸爸在家时可以吃蛋糕，等等，根据各个家庭的实际情况加以制定即可。

如果全交给孩子来选的话，他们很可能会拿冰激凌拼一整袋薯片吃，或在吃蛋糕时还喝甜味碳酸饮料，很明显，如此搭配会导致热量严重超标。所以一周的时间里，孩子究竟吃了哪些点心，妈妈们要有一定程度的把握才行。

Q31 孩子只想喝碳酸饮料,能给他买吗?

碳酸饮料已是当下自动贩卖机里的必备饮料,也是家庭餐厅的饮料吧台里吸引人无限续杯的人气饮料了,但碳酸饮料中的砂糖含量却异常惊人。可以试着在无糖的苏打水中加砂糖至和碳酸饮料的甜度相当,就能深刻体会到碳酸饮料中砂糖的量有多可怕了。

一般500毫升碳酸饮料中的含糖量,约等于15块方糖。从常识角度考虑,加了15块方糖的水会甜到让人喝不下去,但由于碳酸的刺激,人们会不加抵抗地往嘴里灌,这也正是碳酸饮料的恐怖之处。且碳酸容易引起腹胀,影响到日常饮食,所以光给孩子喝碳酸饮料肯定是不行的。

但把孩子喜欢的东西全面禁止,也未免太过苛刻。作为应对的方法,可用160毫升的迷你罐装试试看。

或者由妈妈在杯子里倒入适量的碳酸饮料,规定只有在吃点心时才能喝，倒也是一个好办法。还可以在好好吃完饭，喝下一杯牛奶后允许他们喝碳酸饮料。**总之，要由妈妈来引导孩子不影响用餐的正确喝法。**

此外，最好用 100% 的果汁来代替碳酸饮料。如果苹果汁或橙汁满足不了他们的话，可用味道更甜、口感清爽的水果做成混合果汁。如果想要碳酸的刺激感，也可在 100% 的浓缩果汁中兑入无糖的苏打水，同样清爽美味。

下一步，试试亲手制作果汁。现在市面上有很多使用方便的榨汁机卖，自己在家也能做美味的果汁了。选用压力型榨汁机来代替一般的搅拌机，可将带籽、皮的葡萄等水果也打成果汁。

把易于搭配的牛奶和水果一起倒入榨汁机中，就能制成一杯营养价值极高的饮料了。如果家里没有榨汁机，可戴一次性手套或利用叉子将蓝莓、蜜瓜、草莓等水果捣碎，用牛奶冲着喝也行。

这么做能保留一定的水果口感，味道非常好。我在第 164 页里推荐了几种手工果汁的食谱，敬请参考使用。

果汁、牛奶以及豆浆等饮料中含有大量的营养素，具有促进饮用者身体健康的功效，但碳酸饮料却不含此类营养素。

相反，因为使用了过量的砂糖，碳酸饮料还容易引起肥胖和蛀牙，且碳酸会胀胃，如果影响到吃饭，那么营养平衡就会受到破坏，不利于骨骼的发育。

我们应以此为据，**详细地告诉孩子为什么不能喝太多碳酸饮料而是选择 100% 的果汁**。

再者，碳酸饮料的甜而富有刺激性的味道会对孩子灵敏的味觉产生巨大的影响。我在家庭餐厅里经常看到有孩子边吃饭边喝碳酸饮料，说到底，米饭和碳酸饮料是不搭的。之所以若无其事地如此搭配着吃，是因为孩子尝过的东西还太少，注意不到两者的违和感。

为避免孩子在长大成人后错误地认为米饭和碳酸饮料理应搭配在一起吃，**妈妈们必须在此之前就做好正确的引导**。不管无限续杯的饮料吧台再怎么诱人，也要让孩子在吃饭的过程中喝水或茶，碳酸饮料就放到餐后再喝。

诚然，比萨、薯条、汉堡等食品可能和碳酸饮料很搭，但反过来讲，如果光吃这些东西，孩子就永远认识不到米饭和碳酸饮料间的"不般配"了。希望各位妈妈们能明白：**一个人的味觉的灵敏度，取决于他小时候所吃的**

==食物==。

担心孩子碳酸饮料喝得太多,妈妈们由此心生不安的情绪,可谓直击问题的核心。因为大家都知道碳酸饮料实在说不上对身体好,可又不想剥夺孩子的幸福时光。因此,不必全面禁止碳酸饮料,在好好告诉他们有哪些危害的基础上,再下一番功夫,制定好饮用规则,并严格遵守,适量享用。

32 请推荐一些适合发育期孩子吃的点心

您连吃点心都能往营养层面考虑,作为营养师的我甚是欣慰。点心扮演着辅助饮食的角色,所以在营养上也起到非常重要的作用。考虑到**孩子在吃点心时内心会洋溢着幸福**,所以不能光想着点心能满足多少营养需求。即便是孩子长身体的关键时期,妈妈在享用点心时间里端出肉丸子或汉堡肉,总让人觉得怪怪的吧?

营养丰富且对身体好的点心,以及专注有机系列的点心,因其使用了一些特殊的材料,所以卖价不菲,且这样的专卖店也很少。比起这些,能**体验共同制作乐趣的手工点心**,价格更亲民,营养也丰富,能满足孩子的内心所需。

在营养方面,如果想补充些维生素的话,我推荐水果类点心;如果想补充蛋白质的话,我推荐豆腐、豆浆等富含植物蛋白的点心。

"把豆腐或豆浆做成点心吃,味道能好吗?"

或许有人会对此抱有怀疑,但我要告诉你:味道非常好!

就算把豆腐或豆浆作为点心材料来使用,也用不着担心其口味和气味。而且只要将其与其他点心材料搅拌在一起进行烘烤,简单几步就能做出饼干和松饼。详情请翻阅第136—137页所写的"对身体有益的点心食谱"。

按基础食谱进行操作,再在做好的点心上面点缀一些果酱、巧克力碎、干果等,就更加完美了!我也经常在家用豆腐和豆浆类食材做点心,因为太好吃了,都忍不住带到单位和同事们分享。

"妈妈做的豆腐饼干太好吃了,再做一点儿嘛。"

当孩子提出这样的要求时,趁机把这种饼干起名为"妈妈特制饼干"倒也是个不错的选择。当然,在他吃完后,妈妈要好好表扬一下:你刚才吃掉的,可是加了豆腐、营养满分的饼干。如此一来,孩子对饮食的要求也会越来越高。

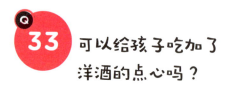

Q33 可以给孩子吃加了洋酒的点心吗？

抱有这一疑问和烦恼的妈妈们，一定有仔细看过市面上卖的点心的配料表吧，看见上面写了白葡萄酒或白兰地，因此感到不安。**能细致入微地把控孩子入口的食物，这一做法值得表扬。**

其实，不只是洋酒，酒类产品是烹调过程中的重要调味品之一。无论是日料、西餐还是中餐，几乎都要用到白葡萄酒、红葡萄酒、日本清酒以及绍兴黄酒等多种酒类。酒能腌渍食物，且丰富其风味和香气。

同理，点心里也经常会用到白兰地、白葡萄酒、朗姆酒等。加了洋酒的点心不仅口味醇厚，还能让人品味到酒类本身的醇香，美味也随之倍增。

这类点心的制作初衷并不是强调里面的酒精，**而是把酒当作一种调味品来使用。因此，可以放心地拿给孩子吃。**

但是，根据店铺和品牌的不同，有些点心会带有浓烈的酒精味，是让人享受喝酒般趣味的"大人的点心"，比如加了朗姆酒等高浓度酒的松饼、加了洋酒的酒心糖以及加了白兰地的巧克力等。

这类"大人的点心"当然是不能给孩子吃的。发育期的孩子身体还未发育成熟，不能摄入大量的酒精。虽说因误食导致的急性酒精中毒的可能性不大，但孩子的肝脏分解酒精的能力还是很弱的。

如果不放心的话，**我推荐妈妈们先尝尝看，再下判断**。如果只带有些许洋酒香，那大可不必担心。要是酒精含量高，有酒本身的味道或香气的话，那就要和孩子好好说明，并挑选其他点心给他们吃。

34 孩子好像自己在外偷偷买东西吃，我想加以制止

孩子们在外能买到的食物，要么过咸，要么过甜，基本都是处于两个极端的垃圾食品，所以我是不推荐的。

等习惯这些重口味的食物后，他们就会觉得家里的菜肴太过清淡，难以得到满足。再加上**在外面放开嘴吃饱肚子后，回家就吃不下饭了，营养平衡也因此被打破。**

但这也要根据年龄而定，如果孩子在外买东西吃，回家后还能好好把饭吃完的话，那作为家长睁一只眼闭一只眼倒也可以。尤其是上了高中以后，孩子在外买东西吃也是人际交往的一部分，要是明令禁止的话，未免太过苛刻。

如果您的孩子还在念小学，回家的路上会去便利店买个肉包子吃，那我们就不能袖手旁观了。碰到这种情况，我们可以对他说："快餐和便利店卖的食物里含盐量很高，吃多了会让你的脸肿起来，脚也会出现痛痛的浮肿。妈妈

在家做好了美味的饭菜等你回来，如果肚子饿了的话就稍微忍耐一下，别绕远路，早点儿回家吧。"

我上小学的时候，就一直觉得把零花钱拿去买吃的实在浪费，因为回到家就有热腾腾的饭菜等着我，没必要特地花钱买吃的。

现在的孩子因为要上补习班，肚子容易饿，所以在外买东西吃的情况屡见不鲜，虽然大部分的补习班应该都有补完课后不能买东西吃的规定。上补习班的目的是学习，妈妈们应好好教育孩子，下课后别绕远路，直接回家才是。

如果孩子饿到想去买东西吃，我们也可尝试各种方法来解决这一问题，比如，在去补习班前先吃点儿什么垫垫肚子。

当在外面买东西吃变成一种习惯后，垃圾食品就会成了孩子的心头所好，妈妈煮的饭菜反倒不受欢迎，这个问题着实令人头疼。所以在日常生活中，我们就要向孩子传达家庭手制饭菜以及天然食品的好处，培养他们明辨食材、食品优劣的能力。

35 担心孩子脱水，所以给他们喝运动饮料，这么做真的好吗？

炎炎夏日，很多妈妈担心孩子会出现脱水症状——这一心情我很理解。但是，以运动饮料代替水，却是不可取的。运动饮料中的糖含量虽不及碳酸饮料，但也着实不少。不同的制造商和产品会有些许差异，但基本上 500 毫升运动饮料的含糖量约等于 8 块方糖。如果用含糖量如此之高的饮料代替水，糖分的摄入无疑是过量的。预防脱水，选择茶或普通的水就够了。

向孩子说明时，就算您解释饮料中的含糖量非常高，他们也会不屑一顾。让他们完全明白运动饮料的可怕之处或许不是件易事。这种时候我们应掘地三尺，详细地告诉他们糖分摄入过量将会导致的后果。

要是有蛀牙的话，医治起来是非常痛的；积攒多余的脂肪后很可能引发各种疾病；等等——以简单易懂的方式说给孩子听。

习惯了糖分过量的食物后,味觉的灵敏度就会降低,甚至有可能尝不出菜肴的味道。糖作为一种能量来源,确实是人体所必需的营养素,**但在吃饭、面的过程中,人体实际已经摄取足够的糖分了**。这时再咕咚咕咚往肚子里灌甜味运动饮料,摄入量就会明显超标。

说到底,运动饮料本来就是给做了激烈运动,出了大量的汗,消耗了大量热量的人喝的。天再怎么热,出的汗再怎么多,也不该拿运动饮料代替水。等孩子在大热天里踢了一场足球赛或在运动会里挥汗如雨时,我们再拿运动饮料给他们吧。

Q36 有没有适合零经验的我制作的点心？

说到做点心，总给人"必须分毫计量""温度难以把握""工序繁杂"等印象。实际上，**有很多点心食谱，只要求"搅拌好后烤制""搅拌好后凝固"等简单的操作步骤**。

第136—137页的"对身体有益的点心食谱"为各位介绍了简单到令人诧异但味道美妙无比的几种点心，请加以参考并尝试。

但在此之前，有些制作点心所需的道具还是要先收集齐的。听到这您可能会想"唉，难度果然很高啊"，别担心，基本上所有道具都能在百元店里买到，不必特地找一些专家款。

我推荐您可以多备几个计量勺和刻度杯，用起来会方便许多。刻度杯在量完牛奶后再量小麦粉，会因为沾着水很难使用，这时只要再拿另一个干杯子就可以顺利进行下去了。

剩下的还有盆子、筛子、打蛋器、硅胶刮刀、塑形模具以及制作某类点心需要用到的食材，这些东西现在在百元店里都能买到，足够您入门使用了。等您对做点心产生兴趣了，再去专卖店买一些称手的道具吧。

很多妈妈会担心"百元店卖的点心食材里会不会有添加剂"等问题。确实，装饰用的巧克力、彩虹糖里有加色素等添加剂，但用量并不大，在我看来用不着过分担心。

当今时代，**太过神经质的话，就没有什么东西可以进嘴巴里了**。比起因此徒增压力，拒绝这拒绝那，**我倒希望孩子能享受并喜欢上吃饭**。

吃饭是一件幸福的事，制作点心也是为孩子创造幸福的时光，希望各位妈妈能把它融入自己的日常生活。

Q37 孩子喜欢吃偏咸的点心，我担心盐分的摄入会过量

仙贝、小零食、薯片这类食品，一旦吃上嘴就容易停不下来……我想每个人都有类似的经历。但上述食品的热量非常高，含盐量也不容小觑。

特别是深受孩子欢迎的薯片属于油炸食品，含油量同样让人心慌。如果不够放心，妈妈们也可以从其他点心中进行挑选，再拿给孩子吃。

近年来，用微波炉加热即可的简易型薯片以及可做蔬菜片的"薯片机"横空出世。因为不需要用油且用盐量可自行控制，在我看来比市面上卖的薯片要健康得多。

减少盐量后，已习惯超市出售的薯片的孩子可能会感到不满足，这时妈妈就要发挥智慧来哄孩子了。

"哇，土豆真香真好吃！还是自己做的味道好呀！"

听到妈妈这么说后，孩子或许也会跟着应和，认为妈妈做的味道更好。就算不用薯片机，把土豆切片后用橄榄

油炒一炒也是一道美味的菜。

如果孩子吵着要吃市面上卖的薯片，我们也不该整袋整袋地给，而是取适宜的量倒在盘子上再给他们。作为一名营养师，我并不推荐吃薯片，可要完全禁止的话，对孩子来说也太可怜了。

我虽然不是小孩子了，但要禁掉我最爱的甜甜圈，我也会闹情绪的。更何况对孩子来说，最喜欢的点心被完全禁止掉，该是一件多么伤心的事呀。每个孩子在吃点心时都是无比幸福的，我们要尽量避免剥夺这段美妙的时光。

对身体有益的点心食谱

豆腐黄豆粉饼干（10个的量）

绢豆腐	40克
低筋面粉	80克
黄油	25克
砂糖	20克
黄豆粉	5克

①用平底锅或微波炉融化黄油。
②一边捣碎绢豆腐，一边拌入低筋面粉。
③在步骤②的材料中拌入融化好的黄油、砂糖、黄豆粉。
④揉搓成面棒，切出自己喜欢的形状。
⑤烤箱预热后在220摄氏度下烘烤15分钟即可。

绝品豆腐蛋糕（6个的量）

绢豆腐	40克
低筋面粉	60克
泡打粉	2克
砂糖	50克
鸡蛋	1个（50克）
黄油	50克

①用平底锅或微波炉融化黄油。
②一边捣碎绢豆腐，一边拌入低筋面粉和泡打粉。然后拌入融化好的黄油。
③在锅中放入鸡蛋和砂糖，开小火搅拌至砂糖溶化后拌入步骤②的材料中。
④可以直接拿去烤制，但把步骤③拌好的材料放入打蛋机里打至蓬松后再拿去烤风味更佳。
⑤倒入玛芬杯[1]中。
⑥烤箱预热后在200摄氏度下烘烤15分钟即可。

1　玛芬杯：一种用来制作松饼的杯子，其材料多为纸、硅胶、碳钢等。

只要搅拌好蒸起来就行的香蕉蒸蛋糕（6个的量）

牛奶	40毫升
色拉油	20毫升
低筋面粉	80克
泡打粉	2克
鸡蛋	1个（50克）
香蕉	40克
砂糖	40克

①在锅中放入鸡蛋和砂糖，开小火搅拌至砂糖溶化。溶化完后关火，再用打蛋器将其打成蓬松状。
②用菜刀把香蕉剁成碎末。
③把所有材料搅拌在一起，倒入玛芬杯中蒸10分钟即可。

酸奶苹果湿蛋糕

苹果	1/8个
低筋面粉	25克
泡打粉	2克
酸奶	45克
砂糖	18克
鸡蛋	1个
香草精	适量

①在大盆内搅拌除苹果外的所有材料后倒入玛芬杯中。
②再铺上切块的苹果。
③烤箱预热后在200摄氏度下烘烤15分钟即可。

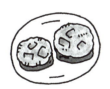

胡萝卜豆腐甜甜圈（2个的量）

胡萝卜	3 克
低筋面粉	55 克
泡打粉	2 克
砂糖	1 大勺
黄油	5 克
鸡蛋	1 个（50 克）
牛奶	1 大勺
绢豆腐	10 克
粉末砂糖	按个人喜好定量
油	适量

①胡萝卜切成碎末。
②一边捣碎绢豆腐，一边拌入低筋面粉和泡打粉。
③在步骤②的材料中拌入粉末砂糖外的所有材料，倒入小容器后放进冰箱里。
④冷藏 20 分钟，变硬成形。
※ 时间不够的话，可在湿软的状态下用 2 个勺子搓圆塑形。
⑤在 180 摄氏度的油中炸至金黄色。
⑥出锅后撒上粉末砂糖即可。

手工薯条（2人份）

土豆	2 个
低筋面粉	适量
油	适量
盐	适量
青海苔粉	适量

①用土豆切条器切割经过仔细清洗的土豆。
②把油加热至 180 摄氏度。
③用厨房纸吸掉土豆条表面的水分，裹上低筋面粉后下锅油炸。
④出锅后撒上盐和青海苔粉调味即可。
※ 用切条器可均匀切割土豆，能有效避免在炸的过程中出现颜色不均的情况。用菜刀切当然也可以。

第 5 章

致想要多多
了解孩子饮食
知识的妈妈们

Q38 孩子可以和大人用相同的调味方法吗？

孩子用舌头品尝过的东西太少，所以能接受的味道范围很小，但其味觉敏感度却比大人要高，同样的味道会对他们产生更强的刺激。因此，当大人觉得味道有些寡淡的时候，对孩子来说其实刚刚好。**在孩子读小学期间，调味选择上应与大人有别，相对淡一些才行。**

在配餐的调味上，小学和初中阶段也有一定的区别。因为年龄不同，所需的盐分摄入量也不同。上了高中后，就可以和大人同等对待了。平时，我们只要在炒菜时先把孩子这份做好，或者把丈夫的份单独拿出来调味，简单几步便能加以区分。煮汤时也可以用百元店买的小锅把孩子那份分出来。

或许您会觉得"每道菜都要用锅把孩子吃的和大人吃的分开做，太麻烦了"。

但现实生活中基本每户家庭在做咖喱时都会把大人的

和孩子的区分开来吧。

因为孩子吃不下超辣的咖喱，而大人又不喜欢孩子吃的甜咖喱。区分调味和做咖喱的道理是一样的，等实际动起手来，会发现也没那么麻烦。在煮汤时，孩子的那份**比起咸味更应调成能让高汤的"鲜"充分发挥出来，且更有层次感的味道**。为此，烹调所用的水，就要选择昆布水。

具体的做法见第76页的"简易高汤食谱"。只要把干昆布用水浸泡一晚，就能用它做出美味无比的菜肴了。高汤不仅能用在味噌汤和西式汤里，还可加进土豆炖肉、咖喱及炖菜等菜肴中，可谓用途广泛。炒菜时往里面加一点儿高汤，再拿淀粉勾芡，实属一绝。

利用这种大显高汤美味的昆布水来做菜，因为鲜味被提出来，所以盐的使用量也能得到有效控制。可以尝尝只加了酱油的水，我想没人会觉得好喝。如果没有高汤帮忙的话，鲜味就显得不够，很容易再往里面加一些多余的盐或酱油丰富味道。但往昆布水里加酱油的话，只需一点儿，就能起到画龙点睛的功效，让醇香和风味在汤里孕育而生。

首先，我们要开始熬高汤。"熬高汤"三个字听上去难度很高，但如果只是昆布水的话，只要把昆布泡在水里就行了，简直易如反掌。过去，我在农林水产省举办的"全国儿童和食王选手权"[1]活动中，给孩子们尝过用昆布水制作而成的高汤，回头客络绎不绝。对此，我不由得心生感慨：孩子的舌头确实对鲜味非常敏感。

　　一定要让孩子在您做饭时帮忙尝味道。**尝味道不仅能提高他们对饮食的关心，还能让他们心生一起参与烹调的欲望，乐在其中。**只是，妈妈们一定要掌握好预设的味道。

　　如果孩子在尝过味道后，认为还不够咸的话，妈妈们就要发挥自己的演技了。您可以假装往里面撒盐或倒酱油，并附上一句："哇，这就很完美了！谢谢你的建议！"

　　孩子就会因此坦然接受成品的味道了。**若不能在孩提时代吃得淡些，舌头会变得越来越需要重口味的食物来满足。**这和吃多了快餐，感觉家里的饭菜寡淡无味是一个道理。无论是为了身体健康，还是为了保持味觉的敏感度，都要让孩子习惯清淡的饮食。

1　全国儿童和食王选手权：日本农林水产省为加强孩子们对"日式饮食"及"家乡特色菜"的关心和理解而举办的活动。

如果您还是觉得分开制作太麻烦，而孩子又想和父母吃同样的东西，或许这也是个好机会，干脆大人也跟着吃得淡些。虽说原本是为孩子着想，但对大人来说，饮食清淡也比重口要健康。不仅如此，口味调得淡些，还有助于品味蔬菜等食材本身的味道。

此外，像芥末、辣椒、生姜、大蒜、豆瓣酱、胡椒等调料，**我也不推荐让孩子过早接触**。因为对正值味觉发育期的孩子来说，这些食材的刺激性过于强烈。为了拓宽孩子的味觉体验，在菜肴里隐藏一些味道当然没问题，但如果连大人都感觉到有强烈刺激的话，那就有些过了。

上面列举的几种调料其实都非常有趣，但"不把芥末溶解在酱油里，而是直接抹在刺身上吃，味道会非常好"的小技巧还是等孩子长大成人后再知道就好。没有什么东西是必须强迫孩子在孩提时期吃下去的，他们在长大后自然而然就能适度品尝其中的美味，所以用不着现在就把刺激性强的调料端到他们面前。

Q39 加工食品的添加剂挺让人在意的,会不会对孩子的发育造成影响?

说实话,当今这个时代,想过完全屏蔽添加剂的生活,几乎是不可能的。火腿、香肠等加工肉类以及超市卖的熟食、冷冻食品、速食品自不用说,就连鱼的干货和刺身里也都有添加剂的影子,我们平时毫不在意吃进肚子里的东西都含有添加剂。

另外,如果追求入嘴的全是零添加剂的东西,则会对家庭开支造成不小的负担,因为零添加剂的有机商品价格都不低。

就算家里的东西全是零添加剂的,也没法保证外出吃的东西没有添加剂,如此一来,连外出吃饭的机会都没有了。因此,**要把添加剂从我们的生活中完全剔除掉,无论是费用上还是客观条件上,都是不可能的。**

在我看来,与其神经质般地整天盯着食品添加剂不放,时时小心谨慎不敢多吃,不如去享受饮食,满足自己的胃口更重要。

当然，限度还是要有的，光吃加了添加剂的食品肯定不行。在众多的食材中，适量选择一些冷冻食品，偶尔吃一些速食品，是无须担心的。

把所有东西都限制在有机上，彻底抵制添加剂的话，生活的范围就会变得很狭窄，还没法和朋友顺利交往。任谁，都不想给孩子的童年留下这段回忆。

我认为应该把孩子的笑容放在第一位来考虑。当然，这并不意味着要让他们积极去吃加了添加剂的食品，但比起喝只有蔬菜的西式汤，还是有香肠做配料的火上锅[1]更能提升蔬菜本身的滋味。所以，我们不必对添加剂提心吊胆、惶恐不安，而是要和孩子一起享受这一份美味。

1　火上锅：法国饮食文化中一种具有代表性的菜式。大体上是在一盘牛肉（或香肠等）中倒入用蔬菜及香草调过味的清汤，再用微火长时间慢炖。

主妇朋友们携孩子一起聚会，经常会选择去一些快餐店，真让人头疼，该怎么办才好？

虽说和其他主妇朋友的交往是一件重要的事，但每周去好几次快餐店，对孩子来说并不是一件好事。他们喜欢的某家快餐店里的薯条可能含盐量超标，吃多了容易上瘾，且含油量太高，不该频繁去吃。

可以的话，最好能获得其他主妇朋友的理解，重新选择一家店，也可趁此机会和她们聊聊饮食对孩子的影响。

如果最后还是要去快餐店的话，近年来有些店已经开始卖使用大量蔬菜制成的三明治以及专注蔬菜的汉堡了，可以把它们纳入您的选择范围中。

在换不了店的情况下，可对菜单进行筛选。

尽量挑出含盐和含油量少的食物，饮料则以自带水壶里的麦茶或100%果汁来代替碳酸饮料和奶昔。

但是，对菜单的筛选是要以征得孩子的理解为前提的。

毕竟快餐里大量使用了添加剂，对饮食安全问题高度关心的妈妈们肯定会有所担心，这一点我非常理解。但太过在意，对孩子严厉过头，且强制禁止所有快餐的做法是不可取的。

不能经常吃快餐食品的观念是要有，但偶尔顺路去吃一下倒也用不着紧张兮兮。

最不可取的做法就是：太把食品安全当回事，冲着不听劝想吃快餐食品的孩子发一通火。 碰到这种情况，我们还是要把孩子的笑容放在第一位来考虑。

41 核泄漏事故发生后，放射性物质总让人提心吊胆，有没有这个必要？

放射性确实非常吓人。放射性物质主要指放射性碘、放射性铯及放射性锶。尽管核泄漏事故发生至今已时过数年，但污染水外漏的话题总会时不时地被媒体推到风口浪尖，所以妈妈们会感到不安也并非杞人忧天。

但我们要知道，水果等食材在仔细清洗过后，上面的放射性物质含量将大大降低，蔬菜在经过煎炒、油炸、氽烫等热加工后，其放射性物质的量值也会明显下降，基本无须担心对健康造成影响。

要是还提心吊胆的话，在购买蔬果时挑选让人安心的产地也是个好方法。

此外，**苹果的果胶成分还具备促进人体排出放射性物质的功能**。在切尔诺贝利事故发生后，派发给灾区附近的人的药里，主要成分就是这种果胶。苹果皮里的果胶成分尤为丰富，在食用苹果时，既可以连皮一块儿吃，也可以用搅拌机打成苹果汁来喝。

  我认为,不该过于担心放射性的影响从而限制自己的生活圈子。如果因此对一些食物下不了口的话,也实在太可惜了。为此,我们应当眼观六路、耳听八方,获取与放射性及核泄漏事故相关的**准确情报才是正道**。若是对放射性一无所知的话,只会徒添不安的心理,怕得不敢吃任何东西了。

  因为害怕所以对某种食材敬而远之,这种想法真是令人生悲。其实,只要把食材仔细清洗、适当加热,就能打消我们过分担忧的心理。在寻求准确知识和对应方法的基础上提高警惕自然无可厚非,但过度担心并不值得提倡。我个人希望灾区能早日复兴,所以平时总会买一些日本东北地区产的食品来吃。

Q42 该不该给孩子吃蛋白粉等保健补品呢？

从理论上讲，我是不推荐的。发育期的孩子应该从日常饮食中好好摄取营养才对。

所谓的蛋白粉，就是富含蛋白质的粉末，是运动员用来塑身的一种补品。我惊讶地发现，近年来市面上还有卖专供儿童使用的蛋白粉，大多瞄准了那些一心想把自家孩子打造成一流运动员的家长。

话虽如此，蛋白质算是日常饮食中较易摄取的一种营养物质，像是牛奶、鸡蛋、鸡肉、豆腐等食材中的蛋白质含量就非常丰富。成长过程中的孩子不光是肌肉，连内脏、神经等都会跟着发育，**而这一时期只把目光放在肌肉上，借助外力拔苗助长，实在算不上一个良策。**

当然，孩子成长所需的营养物质不光蛋白质一种，碳水化合物同样也不可少。若没有摄入相应的碳水化合物，人体就会把蛋白质转化为能量消耗掉。如果消耗量大于摄入量的话，下一步就会把肌肉转化为能量继续消耗了。

为避免此类情况发生，日常生活中的饮食就要注重蛋白质和碳水化合物的合理摄入。当然，别忘了蔬菜等其他食材也要配合着一起吃。

如果孩子有做激烈运动，一日三餐的蛋白质摄入量跟不上消耗量，必须靠蛋白粉来补充的话，也请选择以大豆为原料制成的植物蛋白。

用牛奶制成的以乳清蛋白为主的高浓度蛋白粉并不适合处在成长阶段中的孩子。当然，**我还是强调最好是在日常饮食中摄取蛋白质**。

包括蛋白质在内的所有保健补品也是同样的道理，我个人是不推荐给孩子吃的。每次往药妆店的卖场方向看时，各大厂商推出的五花八门的补品多到让我不禁思考："如果把这些全吃下去的话，会产生怎样的效果呢？"如果成排摆放的补品全都有效的话，那在服用完后，应该会变得注意力集中，骨骼强健，永不困倦，活力四射，简直所向披靡了。

我个人并不否认保健补品的营养价值，但不认为它们是生活的必需品。**更何况有些人会觉得吃了保健补品后就**

不用吃蔬菜、不用喝牛奶了——这就大错特错了。

我们该想想，一旦让孩子开始吃补品，如果中途断掉了，他们会不会变得惶惶不安，继而依赖性更强，或许会发展成那也用补品来补补，这也用补品来预防的境地？从母亲角度来看，行动的出发点都是对孩子健康方面的思虑，但最好的做法还是从日常饮食中摄取营养。

如果孩提时期就对补品产生依赖，那么在长大后，很可能会出现没有补品就手足无措的情况。我相信没有哪家父母愿意孩子变成这样，所以妈妈们切勿逃避问题，还想着"我家孩子不吃蔬菜，就用保健品来补补好了"。

正如本书所传达的观念一样——有许多方法能帮助孩子克服挑食的毛病，让他们吃下本不爱吃的食物。

吃饭的目的不单是补充营养，还在于把食物放进嘴巴里细嚼后慢咽下去。可以说，正是这一系列的动作流程给予人健康和活力。

将食物吃进嘴巴，仔细咀嚼，慢慢吞下，这些行为给予人类的是只有表面营养价值的补品里所不具备的东西。

光靠一些保健食品或许能满足最低限度的营养需求，但如此一来人生也太乏味无聊了吧？我想，自己动手做做饭，享受饮食的乐趣；出去旅旅游，让途中的特色美食诱惑你的味蕾，这样的人生才更美妙。

诚然，保健补品能轻松有效地获得营养，可谓魅力十足。但妈妈们应该以长远的眼光来看，再好好考虑一下：吃补品对孩子的人生来说是否真有必要？孩提时代起就依赖补品，会对未来的人生造成多大的影响？

Q43 当下流行的健康食品对孩子来说是否必要？

近年来，受超模和好莱坞明星的影响，各种类型的健康食品、超级食品占据了公众的视野。奇亚籽、椰子油、藜麦等让人绞尽脑汁思考如何食用的新颖食材正引发层出不穷的话题。

不可否认，奇亚籽里蕴含人体所需的氨基酸、DHA（二十二碳六烯酸）、EPA（二十碳五烯酸）等多种营养素，椰子油里饱含被誉为"减肥油"的中链脂肪酸，而藜麦也有高于糙米2倍的蛋白质及铁元素、4—5倍的钙元素。

这些食材拥有如此丰富的营养，也难怪注重美容和健康的人会把目光投向它们。**然而，这些食材也绝对称不上必需。**

对大人来说，如果判断出这些超级食品有利于自身健康，当然可以将其加入到饮食中。

即使味道有些冲，外形有些难以接受，但只要想到吃下去有利于健康和美容，忍忍也能往下咽了。但如果以此来强求孩子，那就不可取了。

举例来说，奇亚籽作为一种健康食品确实无可挑剔，但其无气无味的特点却并不讨孩子喜欢，且经过水浸泡后的模样很难提起孩子的兴趣。

就算父母费尽口舌告诉他们"这对身体好"，也无法勾起他们的食欲。若强迫孩子吃下去的话，只会增加他们对饮食的厌恶情绪。当然，也有孩子不介意奇亚籽的独特外表和口味，自己提出要尝尝看，拿给有此需求的孩子吃是没问题的，但如果他们露出哪怕一丝的抵抗，父母就不该强人所难了。

值得一提的是，奇亚籽有在胃里膨胀的特性，作为大人的减肥食品确实效果显著，但孩子吃完后或许会对其他正餐产生不良影响。

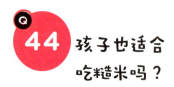

44 孩子也适合吃糙米吗？

把收割下来的稻谷仅做脱壳处理，剩下的籽粒就被称为糙米。和进一步脱去米糠、胚芽的精白米相比，**糙米的膳食纤维，各类维生素，以及铁、钙、镁、锌等矿物质的含量非常丰富**。虽说这是一种非常优秀的健康食品，但对人体消化系统并不友好。此外，褐色的外观及煮完后特殊的气味，也让一些人望而却步。

100% 糙米煮成的一顿饭，对牙齿来说是个巨大的挑战。虽说筋道的口感也算一种食趣，但仍有不少大人对其硬度深感头疼，更别说上下颌还不发达的孩子了。比起白米饭，他们确实会感觉糙米饭不好吃。如果您还是一心想让孩子了解糙米滋味的话，可以在起步阶段往白米里掺一定比例的糙米一起煮。

孩子爱吃糙米饭自然是件好事，但也有可能因消化不良而坏肚子。因此，**一定要让他们注意细嚼慢咽**。大人在肠胃不好的情况下，吃膳食纤维丰富的糙米也会给身体增加负担。

近年来，五谷米、杂粮米等有益身体健康的米饭引发热潮，而在此之中，糙米算是不太可口的了。很多加进杂粮米里的食材，比如小麦、芝麻等，相对而言就更容易入口。如果您重视健康，想选择比白米饭更有利于身体的饭类，可以从小麦饭开始尝试，孩子也更容易接受。

想让家人吃上有益于身体健康的饭，这一想法值得称赞，但**也不必拘泥于用 100% 的糙米来煮饭**。作为主食的饭种类繁多，给孩子选择能轻松吃下去的就行，白米饭当然也可以。糙米的营养确实丰富，但孩子也可在其他利于消化、口味讨喜的菜肴中获取等量营养。

就算某种食材对身体好，**也绝不能过度局限在一种上面，把吃下它当成一种义务和强制完成的事**。更重要的是，要广泛体验吃东西的快乐以及各类食材在口腔中咀嚼时给人带来的美味。

45 是不是让孩子喝水喝得越多越好？

据称，成年男性的身体所含的水约占体重的 60%，而孩子身体中所含的水接近体重的 70%。常听人说，人类只要有充足的睡眠和水分摄入，就算不吃东西，也能存活 2—3 周。而没有水的话，顶多只能撑 4—5 天。尤其是一到酷热难当的暑季，为预防脱水症的发生，妈妈总会担心给孩子补充的水分不够。

电视上的健康栏目告诉我们，1 天的饮水量要在 2 升以上。被这么一说，有些父母可能就不假思索地紧张起来，想着先给孩子灌大量的水下去再说。孩子喉咙生渴，自发性地要水喝是好事，但父母千万不能逼着他们"多喝点儿下去""给我再喝一杯"。

孩子的胃容量小，如果水喝得太多肚子胀起来的话，将会导致接下来的正餐受到影响。我在小学观察孩子的校园生活时，发现很多学生会在课余或休息时间里喝大量的水。

孩子们在感到口渴时，无须他人强制要求，自己也会好好补充水分。

虽然地域有差，但最近越来越多的学校为应对学生在高温天可能出现中暑的情况，购置了饮用方便的饮水机给他们补充适量的水分。也有不少学校要求学生带水壶来校。我所在的小学规定学生只能在水壶里倒水，不能倒茶或加冰。即便如此，依然会有很多学生带水壶过来。因此，孩子在校期间的水分补给，实际上已经很充足了。

孩子在平时吃饭时，也会一杯杯地喝水或茶，光这些就有 600 毫升左右的量了。此外，他们还会喝牛奶、味噌汤，如果生活规律正常，每日所需的基本饮水量是可以得到满足的。

平时，我们只要告诉孩子，在运动或泡澡后因出汗感到口渴时，记得及时补充水分就行，无须过度担心。

Q46 有没有哪一种食材是"吃一下为好"的？

香蕉、酸奶、糙米等对人体有益的食品被世人称为"完全营养食品"。但在我看来，这世上并没有哪一种食材完美到可以为人体提供十足的营养。香蕉和酸奶的优点毋庸置疑，但也不能说光吃这些就够了。

比如，营养价值颇高的香蕉就几乎不含蛋白质，而酸奶本身的膳食纤维、维生素 C、维生素 E 的含量也是微乎其微。换句话说，无论是多么优秀的食材，"光吃这一样""其他都不吃"的极端做法对身体是有百害而无一利的。

制药公司出品的营养代餐能为我们快速提供必要的营养，和"完全营养食品"的功效可谓如出一辙，但我同样不推荐拿给孩子吃。虽说其中包含了颇受孩子喜欢的巧克力、水果等口味，且能轻松获得所需的营养，但我并不希望孩子只吃代餐。

"我吃了一盒的巧克力味代餐棒,所以吃不下饭了。"

"我已经补充好维生素了,就不吃蔬菜了吧。"

如果孩子说出这些话,会不会让您感到头疼?

营养代餐是很便利,但因为过度依赖导致对饮食敷衍了事,就得不偿失了。请您一定记得:在一日三餐中尽可能地均衡摄入各类食材。

如果您一定要找"吃一下为好"的食材,从价格相对低廉,每天都能吃得起以及营养丰富,能和其他食材轻松搭配的角度出发,我会推荐**"鸡蛋""番茄",还有"豆腐"**。

这三种食材可以每天都吃,但它们充其量只是众多食材中的一小部分而已。归根结底,我们还是要在保持其他食材平衡摄入的基础上,再努力让"鸡蛋""番茄""豆腐"在每日的餐桌上登台亮相。

47 红茶和绿茶里的咖啡因摄入量应当控制在多少限度内？

孩子分解咖啡因的时间要比大人长20—30倍。而且，相较于大人，孩子对咖啡因的反应也要强得多，据说有些孩子小啜一口就会彻夜难眠。从这一方面考虑，有些妈妈希望孩子尽量不要接触咖啡因也是理所当然的。

黑咖啡是肯定会被他们拒之门外的，而绿茶和红茶里的咖啡因其实不足以让人担心，正常去喝是没太大问题的。如果孩子每天要喝大量的茶，市场上也有以麦茶为代表的多种无咖啡因茶，我们可在此之中进行选择。

诚然，绿茶里的咖啡因含量不容小觑，但许多对人体有益的成分也同样蕴含其中。**比起甜果汁，自然是喝茶要健康得多。**

瓶装绿茶的咖啡因含量并不多，就算是冲泡的绿茶，里面的咖啡因含量也只有咖啡的一半，所以每天给孩子喝一罐瓶装绿茶是没有任何问题的。

需要注意的是平日里就爱喝玉露茶[1]的家庭，玉露茶里的咖啡因含量是咖啡的 1 倍以上。孩子摄入过量的咖啡因总归不是件好事，所以还是避免喝玉露茶和咖啡为好。

最近非常流行的功能饮料和营养特饮里也含有咖啡因。虽然没必要像对毒药一样看待咖啡因，但和保健补品一样，没必要拿给孩子吃。

要我做选择的话，**比起过量摄取咖啡因，我倒是更在意咖啡和红茶里含量丰富的砂糖**。罐装咖啡和瓶装红茶里砂糖的含量非常高，偶尔喝一杯倒无妨，但每天都喝的话肯定有碍健康。值得一提的是，红茶里的单宁以及咖啡里的色素还会给牙齿染色，所以不能给孩子喝得太多。

---

1 玉露茶：日本绿茶的一种，由采摘下来的新茶经过干燥、揉捻等工序后制作而成，价格相对昂贵且咖啡因含量高。

有益身体的手工果汁食谱

以下的均为 2 人份的量。只要将水果去皮后切成适当大小，再全部放入榨汁机或搅拌机里打成果汁即可。

下述几种组合供各位参考，等用熟练了，可以让孩子参与进来，共同制定自家独创的果汁食谱，也非常有趣。

利用慢速榨汁机来制作

清爽型果汁
- 苹果　　　　　1 个
- 橙子　　　　　1 个

甘甜型果汁
- 罐头菠萝　　切片 3 片
- 草莓　　　　　3 颗
- 苹果　　　　　1/2 个

混合蔬果汁
- 苹果　　　　　1 个
- 橙子　　　　　1 个
- 胡萝卜　　　　1 根

利用搅拌机来制作

果奶
- 香蕉　　　　　1 根
- 牛奶　　　　　200 毫升
- 砂糖　　　　　1 小勺

第 6 章
致想要通过饮食
促进孩子身心
健康的妈妈们

Q48 有没有什么食谱适合叛逆期的孩子？

导致叛逆期情绪焦躁的原因有很多，要从食物方面给些建议的话，**我希望孩子能充分摄入钙元素以及促进钙元素吸收的镁元素**，所以一些用了小鱼或菠菜的食谱是值得推荐的（详情可翻阅第196—197页的"消除焦躁情绪的食谱"）。

虽说钙和镁是人体必需的营养素，但光靠它俩就想解决孩子叛逆期的情绪问题，显然是不可能的。叛逆期的孩子睡得晚，所以自律神经紊乱，且在学习或人际交往方面磕磕碰碰，导致精神受挫。由于诸多因素，所以他们更容易表现出叛逆的情绪。若加之饮食平衡被打破，那么本该正常运转的齿轮便会暴走，孩子也因此可能会朝着错误的方向发展。

有这样一种说法：快餐、便利店餐、现成的熟食以及冷冻食品等"现代食品"，会导致孩子形成"易怒、难耐、任性"的性格。初高中生口中的"我在外面吃过了,晚饭就免了",并不代表他们在外面吃过一汤三菜的典型和食,很可能只是随便拿点儿东西对付了一下。

快餐等"现代食品"中的含盐量非常高。**过量的盐会导致交感神经兴奋,这也是助长叛逆期焦躁情绪的原因之一。**为避免盐分摄入过多,营养均衡被打破,还请各位妈妈能在家用其他饮食来弥补。

话虽如此,我其实和大家一样,也经历过叛逆期。当时,我把父母苦口婆心的教诲全当成耳旁风。"我都已经是初中生(高中生)了,又不是小屁孩,别来管我。"我满脑子都是这样的想法,对父母的不满也日益加深。父母还是一如既往地真心待我,我却认为他们啰里啰唆的。现在回想起来,真是惭愧至极。

或许在父母心中,叛逆期的孩子就是这副模样。社团活动或学业上拿不到满意的结果,人际关系也出了点儿问题,又没法当着朋友的面发火。孩子之所以会把爸爸妈妈当成出气筒,是因为无论自己多么恶言相向,父母肯定会原谅和包容自己。

但爸爸妈妈的心也是肉长的,也会被孩子叛逆的态度和恶语中伤。这种时候就无须忍耐，尽管哭出来吧。因为他们在反抗的同时，内心深处也抱着罪恶感，当看到父母落泪的时候，他们一样会很受伤。

只是，架吵得再凶，口角冲突再激烈，事后也要做饭给孩子吃。如果是他们喜欢的东西，只需简单烹调就可以了。

或许他们会用一句"我不要"来拒绝，又或许连筷子都不动一下。但在吵完架陷入冷战后，父母还会为自己做饭，这份货真价实的爱意总有一天会传达到他们心里。

父母准备饭食的这一行为，**传递的正是"我很重视你"这一信息**。孩子无论表现出多么反抗的态度，要是第二天看到父母没给自己做饭，肯定会大受打击。

如果只是把便利店的饭团往桌上一放，那么孩子会更加恼火，亲子关系也将越发恶化。

"反正你也不吃"——要是因为这个理由不给孩子做饭，那么亲子间的距离只会越拉越远。抱着一颗温柔的心去守护叛逆期的孩子固然理想，但就算做不到，至少也不能把给他们做饭落下，然后隔三岔五地说一句："我也是为了你好，所以今天也做饭了。"

虽说这份心意无须言表,孩子也能明白,但我建议还是要说出来。能让他们产生亏欠父母的心理有什么不好?没有哪个孩子在受到关心时还会感到不悦。

情意满满的手制菜肴,能把父母和孩子拉拢在一起。不必花太多时间做法式多蜜酱汁[1],往蛋包饭上挤普通的番茄酱就行。即使表现得很叛逆,但孩子的内心还是非常喜欢妈妈以及妈妈做的菜的。**所以,比起特殊的食谱,一份饱含爱意的手制菜肴更值得推荐给叛逆期的孩子。**

---

1 法式多蜜酱汁:制作上比较复杂,由牛肉、洋葱、胡萝卜、小番茄、西芹等食材经十几个小时烹制而成,在日式西餐里出现的频率较高,如蛋包饭、汉堡肉等。

Q49 饮食和心理健康有关系吗?

这个问题问得非常好。**毋庸置疑,饮食和心理健康是密切相关的。**无论是谁,在美妙的用餐时间里都会感到幸福,展露笑容。在家吃饭的这段时间非常宝贵,因为父母可以趁此机会向孩子打听学校的情况、一天里发生的事、他们的感受以及想法等。

"今天在学校过得开心吗?和朋友和好了吗?"

像这样和孩子聊聊天吧。

如果听到他们有好好用功,就借机表扬一下;听到有意思的事,就尽情放声大笑。听听他们说话,再多多进行表扬,孩子肯定会感到高兴。这种体验不断积累下来的话,孩子会喜欢上和家人一起吃饭,良好的亲子关系也能因此构筑起来了。

如果不好好听孩子说话,或者让他们一个人孤零零地吃饭,亲子关系就会不断恶化。孩子乐意把一天发生的事情讲给父母听，其实也就这几年的时间。这个机会要是白白错过的话，岂不是太可惜了？一旦进入叛逆期，就算你主动去问，他们也不会告诉你。

当然，吃饭时电视和手机是不能打开的。**对孩子来说，饮食并不只是单纯的营养补充时间**，享受吃饭，享受和家人聊天……这些都能调和他们的心理，使其产生安定感。

待他们长大成人，和朋友、同事等人进行谈话，加深交流时，饮食也发挥着无可替代的作用。在我看来，会话和饮食是息息相关的。

因此，**我们要把饮食摆到家庭生活的中心位置**。在家创造一个吃饭的环境（餐桌）至关重要。按这一思路来看，与其购置电视机等家电产品，倒不如把钱花在吃饭用的桌子或椅子上。尺寸方面我推荐一家人坐满后还有富余的大小。

只要营养和用餐环境到位，孩子就能对吃饭充满期待，盼望着早点儿回家。因此，请各位务必创造一个会让孩子感到和家人紧密相连的重要地方吧。

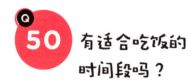
Q50 有适合吃饭的时间段吗？

对发育期的孩子来说，最理想的就餐时间表是：早上 6—7 点吃早饭，中午 12 点至下午 1 点吃午饭，下午 3 点吃点心，晚上 6—7 点吃晚饭。

不光是孩子，人类本身就适合在这些时间段进食。如果晚饭吃得晚，消化活动会在人睡觉时继续进行，胃就得不到休息了。所以，把晚饭放在不影响夜间消化的时间段里是最理想的。

饮食周期紊乱，将导致内心产生不安感。 推迟晚饭，再加上熬夜，早起就会成为一大难事。就算去了学校，也是昏昏欲睡、萎靡不振，根本提不起劲儿学习，更别说构建良好的人际关系了。儿童时期正需要调整好自律神经，在正确的时间里产生饥饿感，在正确的时间里产生困意，且在躺下后能熟睡到底。

最近，一些小学生也开始迟到了。我向家长打听情况后，得到的回答是："孩子说早上起床太累了，所以我就让他晚点儿来学校。"

请各位父母好好想想，明明大家都过着同样的校园生活，为什么偏偏自己的孩子会觉得累呢？

此外，让孩子配合父母的生活习惯，这样的案例也屡见不鲜。我听说，一些妈妈经常会在社交平台里上传和家人一起举办庆功会的照片。照片中的孩子大半夜了还跟着父母一起泡在居酒屋里，真让人担心。

发育期的孩子若没有好好吃饭、好好睡觉，就容易长不高，脑袋也转不动，严重影响学习成绩。

我到小学六年级为止都是晚上 8 点就睡觉了。拜其所赐，我个子长高了，小学生活也是精力充沛地过完了。虽然孩子中也有挑食严重、爱熬夜的高个子，但您要知道，他们都属于特例。居酒屋这种地方孩子长大后爱怎么去就怎么去，现在没必要把孩子发育期里宝贵的时间浪费在这些地方。

饮食规律一旦紊乱，早饭时间就会因为赖床被挤掉，排便时间也得不到保障，生活节奏会被全部打乱。反之，如果饮食能够规律，那么其他生活节奏也会自然而然地步入正轨。因此，并不是把饭吃下去就万事大吉了，用餐时间也应该得到各位的重视。

51 孩子老感冒，我想让他身体更强健一点儿

我小时候也经常感冒，因为那会儿我的挑食问题非常严重，光吃米饭和肉类。

我们都知道，如果缺乏保护身体的维生素和矿物质，感冒就容易找上门来。而人类也不能在体内自我生成这两种物质，**唯有通过进食这一方式来获取这些身体所需的物质**。

正因为如此，饮食发挥着巨大的作用。而光吃点心面包、快餐这些不含人体必需物质的食品是没有意义的。所以不能只吃自己喜欢的东西，还要好好搭配蔬菜、水果和鱼类等食材一起吃，这一点很重要。我自己就是一个挑食不断、感冒不止的典型案例，所以感触颇深。等我克服挑食的毛病，饭量增加后，身体自然就强健起来，感冒也躲得远远的了。

感冒上身，身虚体弱，对孩子来说也是一种折磨。就

算去医院就诊，买药回来服用，也很难获得立竿见影的效果。

那么，怎样才能远离感冒，体强精神好呢？

答案当然是：克服挑食。**我们应当向孩子说清楚，身体健康是和饮食均衡息息相关的。**

请各位灵活运用书中提供的各种方法，帮助孩子多吃些蔬菜吧，让他们带着感冒难扰的健康身体不断成长。

此外，感冒等疾病还会降低人体的抵抗力，所以，我们要在日常饮食中多吃一些能提高免疫力和保护身体的食物。

比如富含乳酸菌的酸奶等发酵食品，矿物质含量高、具有抗氧化作用的番茄，都应成为餐桌上的"常客"。在此基础上，营养均衡的蔬菜也千万不能少。

只要好好吃下这些，身体就能强健起来，请各位务必坚持下去。

Q 52 能不能通过饮食来增高？

一个人能长多高并不只由遗传因素决定，能否从饮食中充分摄取营养，也会对其产生巨大的影响。遗传是先天因素，而营养的摄入是由自己来控制的。所以，要解决这一问题，应该先从营养均衡的饮食入手。

钙元素和镁元素的作用尤为重要。**钙元素是骨头生成所必需的营养素，而镁元素则能促进钙元素的吸收。**牛奶，是我要推荐给各位的能轻松获取钙元素的食品。

我经常听孩子说："可××不喝牛奶，却是我们班最高的，所以我也不要喝！"

确实，有些人不喝牛奶，吃东西还挑三拣四的，个子长得也很高。但我一直在强调，这些都是特例。把他们作为参考对象，对长个子起不到任何作用。**我们一定要告诉孩子，要想再长点儿个子，就要好好吃饭、好好睡觉，并且坚持下去。**

牛奶中丰富的钙元素不仅能帮助长高，还是预防骨折、构筑强健体魄的必备营养素。 当然，也不是说光喝牛奶就行，这个时期的孩子在长个子的同时，从皮肤到血管、内脏、大脑等组织和器官也都在跟着成长，这是给身体打"地基"的关键时期。要在发育期打造良好的体魄，并不能光靠喝牛奶来长个子，也不能靠吃蛋白粉来培养肌肉，**而是均衡摄入各类营养素。**

当然，有些女孩子不希望继续长高了，但以钙元素为代表的各类营养素一样要均衡摄入。不只是身高的增长需要营养，子宫和卵巢的发育也缺少不了营养的帮助。

综上所述，在确保各类营养素均衡摄入的基础上，着重关注钙元素和镁元素，加之充足的睡眠——长高的秘诀就在这里。

Q53 有没有能增加体力的食物？

想要增加体力，热量是必需的，**所以米饭、面类等碳水化合物必不可少**。说到增加体力，很多人会想到韭菜炒猪肝、鳗鱼盒饭、大蒜系列等补充体力的菜肴，但这些不可能每天都吃，而且也不是吃下去就能瞬间见效的。

想要增加体力，还是每天摄取适量的碳水化合物更好。因为碳水化合物是身体活动的能量源。如果还要做运动的话，控糖减肥法是万万不能尝试的。

平时不好好吃饭，热量就会不足，劲儿跟着使不上，努力锻炼出的肌肉也会缩回去。 蛋白质和维生素固然重要，但也不能光从米饭上摄取。我所希望的是在确保营养均衡摄入的同时，别忘了碳水化合物的补充。

平时有没有好好吃饭，会马上在孩子的体力和体格的差异上体现出来。尤其是发育期间，一年的时间就会发生翻天覆地的变化。给各位介绍一个例子，是我之前从营养师朋友那儿听来的,至今印象深刻。

听说有这样一所学校,虽然同为一年级,但 1 班和 2 班的配餐剩余量截然不同。为调查原因,他在配餐期间偷偷地往教室里张望,发现 1 班的老师在配餐时间里没和孩子一起用餐,而是把这段时间拿来办公;2 班的老师则跟着孩子一起津津有味地吃饭。

在这个案例中,因为少了大人的监督,1 班的孩子在碰到沙拉、煮菜等自己不爱吃的东西时,基本上碰都不去碰一下。

另一边,就算配餐里出现了陌生的菜肴,在看到老师边兴奋地说"这是老师最喜欢的菜啊"边吃时,2 班的孩子们会被带动起来,一口接一口地往嘴里送。如此一来,孩子脸上的阴霾会渐渐散去,全班都会在"好吃"声中咀嚼着陌生的食物,剩菜量也就几乎为零了。

就这样,1 班的剩菜量多,2 班几乎光盘的日子在一天天地持续下去。我那位营养师朋友也注意到了这点,曾多次提醒 1 班的老师,说明了情况,希望能得到改善,但最终还是事与愿违。

其结果,就是入学时几乎没有差距的 1 班和 2 班的学生在经过三个学期后,体格上发生了显著的变化。

1班的孩子几乎没怎么长高。与此相反,2班已有很多孩子长个了,在休息时间或体育课上,他们活动起来也给人神采飞扬的感觉。

不只是体格和活力上的差别,学习方面也同样受到了影响。配给1班的是教学经验丰富的老教师,在教学上广受好评。然而令人惊讶的是,考试成绩平均下来还比不上2班。

和我们大人不同,孩子在一年的时间里会发生巨大的变化。大人已经发育成熟了,所以再怎么吃也影响不到个子;而发育期的孩子正是长身体、长大脑的时候,所以,有没有好好摄取营养所产生的差异是比大人要明显的。

因为这件事,我切实感受到了"专挑喜欢"和"不挑不拣"两种饮食方式在一年后带来了多么大的体格、体力上的差异。

许多中小学生都会进行专业的足球、棒球等运动的训练,他们迫切地希望自己可以跑得再久点儿,再快点儿。**而光靠赛前的一些体力补充菜肴、高热量食物来提高体**

力,显然是不可能的。我们应该在日常饮食中摄取均衡的营养,并通过日积月累的积攒,以备不时之需。

不只是配餐,如果孩子能养成把家里的饭菜全部吃完的习惯,体力就会自然而然地增加了。

Q54 能靠饮食激发脑力吗？

在前一问里我已经说过，营养均衡的饮食基本是要放在第一位的。想要激发脑力，可以在此基础上再多吃一些鱼类，尤其是青鱼。同样是鱼类，如果是被切成鱼块来卖的白身鱼，就吃不到鱼身以外的部分了。虽然能靠此健康地摄取蛋白质，但在营养价值上和连内脏、骨头（经特殊处理）都能吃的青鱼是不能比的。

青鱼里丰富的 EPA、DHA 能对大脑神经细胞接合处，也就是神经突触的连接起到重要作用。换句话说，起到活化大脑的效果，可以说这是一种能激发脑力的食材。条件允许的话，可以设立一周一次的"煮鱼·烤鱼日"，把吃青鱼的机会纳入其中。

不过，青鱼腥，很多孩子并不喜欢吃，所以为了让他们顺利吃下，必须先用炸或煮烂的烹调方式去腥。

我最推荐的就是把煮鱼作为常备菜。端上餐桌的鱼最好能煮到和鱼罐头那样可连肉带骨一起吃下去的程度。每次煮鱼时，量可以稍微多一点儿，作为当天的主菜，吃剩的可以等几天再端出来当配菜使用。

不善料理、感觉烹调鱼类难度太高的人，可以在家常备一些鱼罐头，像水煮鲭鱼、味噌煮沙丁鱼等罐头，里面的鱼已经软烂到能连骨一块儿吃了。这些罐头不仅能补充EPA、DHA，还有助于钙元素的摄入。

但也有很多孩子不喜欢吃鱼罐头，因为鱼皮的模样令人生畏，吃起来也滑溜溜的，让人犯呕。此外，多数罐头调味都很重，过量的盐分摄入是一个让人担心的点，防腐剂的使用也一样。所以煮鱼还是尽可能自己来做，并放在冷藏或冷冻室里进行保存。

我在书末为各位介绍了几款"鱼类烹调食谱"，敬请参考使用。

55 能不能告诉我一些有助于提高注意力的食谱?

像西芹等香气浓烈的蔬菜、香草、香辛料，都有助于提高注意力。但它们大多与众不同，并不是所有孩子都会喜欢的。

碰到这些食材，可以将其加入炖菜、咖喱等炖煮类的菜肴中，孩子就会乐于接受了。用在咖喱中的香辛料，其独特的香味具有让人兴奋、使人冒汗等和提高注意力密切相关的功效。

如果能熟练运用香味的话，还可以在吃饭时往饮用水里加点儿薄荷叶。

薄荷叶具有提神醒脑、集中注意力的功效。此外，**柑橘类水果的果香也有类似的效果**。我们可以在书桌边上摆点儿柠檬、橙子、西柚等，在孩子学累了想歇口气换换心情时，闻一闻水果的香气，就能让注意力持续集中了。

还有一些口感偏硬，需要充分咀嚼的菜肴也值得推

荐，比如小鱼、小虾、大豆、番薯干等。在咯吱咯吱咀嚼的过程中，大脑受到刺激，注意力就能提高。

我们经常看到一些运动员在赛场上嚼口香糖，他们通过咀嚼这一行为来稳定精神，提高注意力，让自己发挥得更加出色。

颇受孩子欢迎的**毛豆也有活化脑细胞的作用**，是可以让他们多吃点儿的食物之一。如果爸爸在喝啤酒时刚好有毛豆做下酒菜，那就让孩子也跟着吃一点儿吧。我再多嘴一句：**好好吃下营养均衡的三餐是大前提，在此基础上再用香气明显、嚼劲十足的食物来提高注意力吧**。还有一种菜肴对孩子集中注意力学习帮助最大，那就是孩子最喜欢的菜，而且还是妈妈亲手做的。无论是汉堡肉、炸鸡块，还是蛋包饭，一想到只要用功学习就能得到奖励，吃到自己最喜欢的菜，任谁都会把注意力集中在学习上。

"作为用功学习的奖励，我会做你最喜欢的汉堡肉给你吃啊。"

妈妈的一句话，将成为传递爱意的最佳食疗法。

Q56 有没有通过饮食一下子提高学习能力的方法？

想要提高学习能力，**作为注意力来源的葡萄糖必不可少**。葡萄糖在碳水化合物以及水果中的含量非常丰富，所以只要好好把饭吃下去就足够了。

总而言之，如果大脑和身体得不到充足的能量，学习就无法顺利进行。

无法集中精神，摊着教科书打盹儿，还没学就感到疲倦，这些都是能量不足的表现，所以，多吃些蔬菜、鱼类和米饭吧。

如果孩子在备考阶段减肥的话，就会导致脑袋和身体的能量不足，学习效率低，所以，还是要在保证一日三餐的基础上，再多摄取一些能提高学习能力的营养素为好。

鱼类所含的 EPA、DHA 具有促进大脑发育、提高记忆力的作用。

不仅是运动，学习也同样需要耐力。**多摄取一些大**

豆、番茄、芝士以及裙带菜中的谷氨酸，能让身体保持充足的精力。而且大豆、肉类和鱼类中的精氨酸还有活化身体的作用。

我在此列举了很多食材，但并不需要我们做什么特殊处理。这些能提高学习能力的必要营养素在三餐的食材里都有，只要好好吃下去就行。

无论是鱼、番茄、豆腐，还是芝士，都是日常饮食中的常备品，并不需要花工夫去找。

把这些食材不加挑剔地吃下去，就能从中获取提高学习能力的营养素了。从这一点上讲，吃饭不挑不拣，保证营养均衡确实非常重要。

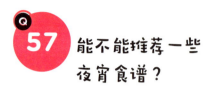

Q57 能不能推荐一些夜宵食谱？

经常有考生家长向我咨询这个问题，孩子学习到大半夜，该做些什么样的夜宵给他们吃呢？我很理解父母想给孩子鼓鼓劲儿的心情，但我还是认为，尽量不要吃夜宵。

算上夜宵的话，一天就要吃四顿饭了。付出的代价就是睡眠时间的牺牲。如果熬夜到非吃夜宵不可，就有可能导致自律神经紊乱。

本来，自律神经是在交感神经和副交感神经交互工作下才能维持正常状态。如果通宵达旦地学习，交感神经的工作时间就会增加，副交感神经的工作时间则会减少，自律神经的平衡性就会因此受到破坏。

此外，吃夜宵会让消化系统在睡觉时间里继续工作，胃就得不到休息。

如此一来，隔天起床后便感受不到空腹感，早饭也会被省掉，导致白天的注意力下降。为弥补白天学习不足，就得用功到深夜——又会掉入这一恶性循环中。

所以，条件允许的话，我推荐把晚饭时间提前，饭后的学习时间就定在晚上 6 点半到 9 点左右。千万不能让孩子在吃完饭后还优哉游哉地看电视，混到晚上 10 点后才开始学习到夜里两三点钟。**比起边吃夜宵边学习，还是白天集中注意力去学习更为有效。**

碰到要上补习班，回家的时间怎么都早不了的情况时，妈妈可以把晚饭提早到孩子出门补习前。吃饱后再去补习班，回家后直接睡觉，就没有吃夜宵的必要了。如果孩子在上补习班前已经吃过，但回家后仍感到肚子饿，那我们就要在晚饭上下点儿功夫，做些能扛饿的菜肴。

我推荐的扛饿食材是年糕。多加些蔬菜和肉进去一起煮成年糕汤给孩子们吃吧。一碗下肚就能摄入均衡的营养，且无论季节如何更迭，都有应季的可口滋味。在长时间的学习过程中，年糕汤也能为人体提供充足体力和集中孩子的注意力。不仅如此，通过咀嚼年糕来刺激大脑，就不会在学习时肚子咕咕叫、脑袋走神了，最后夜宵也省去了。

如上所述，我在原则上是不推荐吃夜宵的，**但如果孩**

子非吃不可的话，我们也要给他们一些方便消化的食物，像香蕉，不但利于消化，而且能量补给的效率也非常高，只要吃1根，就能产生饱腹感。

如果香蕉不够吃的话，选择蛋花乌冬或鸡蛋杂烩粥也可以。乌冬、杂烩粥、白粥都便于消化，加上鸡蛋则能提升其营养价值。

此外，加些葱、姜进去暖暖身子，也有助于注意力的提升。稍微倒些咖喱粉进去也不错，因为香辛料有使人兴奋和集中注意力的功效。

总之，我们要把夜宵当成万不得已时的应急手段。我并不推荐把香蕉和杂烩粥当作夜宵来吃，只是提醒各位，在万不得已的情况下，要选择一些对身体负担最小的食物。

我们要告诉孩子,如果想提高学习效率,就赶紧放弃需要熬到吃夜宵的学习方式,对正茁壮成长的孩子来说,"保证充足的睡眠"和"注重饮食"同样重要。

给忙碌不堪的妈妈们 4 周份菜单

星期	早上	中午	晚上
一	果酱三明治、蘸酱沙拉、法式清汤[1]	配餐	五目[2]乌冬面、清炖干萝卜丝、凉拌水菜、酸奶
二	米饭、煎盐曲鲑鱼、煮萝卜干、豆腐味噌汤	配餐	米饭、松软的干烧虾仁、加了鱼竹轮的沙拉、裙带菜中式汤、水果（猕猴桃）
三	<饭团日> 饭团（包进自己喜欢的食材）、蛋炒罐头金枪鱼和蔬菜、卷心菜味噌汤	配餐	<心仪菜肴日> 咖喱饭、法式沙拉、酸奶
四	米饭、火腿配荷包蛋、纳豆、柴鱼片盖青菜、萝卜味噌汤	配餐	<挑战吃鱼日> 米饭、姜汁烧沙丁鱼、芝麻浸煮蔬菜、卷纤汤、作为奖励的甜点（果冻）
五	<稍事休息日> 口味自由选择的拌饭料（配米饭）、外边买来的炒鸡蛋、纳豆、存在冰箱里的味噌汤	配餐	咸鲑鱼子意面、普罗旺斯杂烩[3]、意式例汤
六	自制吐司比萨、水菜沙拉、姜汤	亲子盖饭[4]、凉拌菜、蔬菜汤	一家人外出吃
日	羊栖菜拌饭、蔬菜炒鱼肉贝类、白菜味噌汤	一家人外出吃	全家一起做手卷寿司[5]、芝麻拌蔬菜、足ячь味噌汤、简易手工甜点

---

1 法式清汤：用牛肉、鸡肉、鱼肉等低脂肪肉类配合蔬菜一起炖煮出来的汤，在日本多为粉包调味的速食汤。
2 五目：指菜肴有五种不同的配料。
3 普罗旺斯杂烩：以各种蔬菜为原料烹制而成的菜肴。
4 亲子盖饭：鸡蛋鸡肉盖饭。
5 手卷寿司：用一片大海苔把各类食材卷成圆锥形一起吃的寿司。

星期	早上	中午	晚上
一	法式吐司、蘸酱沙拉、蔬菜香料汤	配餐	乌冬杂烩[1]、慢炖昆布丝、浅渍腌菜[2]、酸奶
二	米饭、煎柠檬盐鲑鱼、快手蘑菇煮油豆腐、番薯味噌汤	配餐	米饭、炒蔬菜(咸甜味)、大麦味噌汤、柠檬甜醋沙拉、水果(橙子)
三	＜饭团日＞ 饭团(包进自己喜欢的食材)、肉丸炒青菜(咸甜味)、裙带菜味噌汤、对昨天剩下的蔬菜再加工	配餐	＜心仪菜肴日＞ 米饭、汉堡肉、沙丁鱼盖蔬菜、蔬菜豆腐浓汤、酸奶
四	米饭、培根配荷包蛋、纳豆、柴鱼片盖青菜、金针菇味噌汤	配餐	＜挑战吃鱼日＞ 米饭、照烧鰤鱼[3]、煮浸菜、卷纤汤、作为奖励的甜点(潘趣[4])
五	＜销事休息日＞ 口味自由选择的拌饭料(配米饭)、用剩余食材做的蛋花汤、纳豆、存在冰箱里的味噌汤	配餐	海鲜意面、蔬菜丁沙拉、蔬菜奶汤
六	黄油吐司、煮香肠、番茄沙拉、意式杂菜汤	蔬菜拉面、小鱼煮大豆、酸奶	一家人外出吃
日	舞茸[5]小肉糯米饭、海藻沙拉、洋葱汤	一家人外出吃	米饭、涮锅、蟹肉棒生菜沙拉、简易手工甜点

---

1 杂烩：日本的一类面食做法，是用鱼肉、猪肉、蔬菜等各类食材做成的什锦汤面，和中国的家常汤面相似。

2 浅渍腌菜：新腌下去不久，味道偏淡的一种腌菜。

3 鰤鱼：又被称为"油甘鱼"或"黄甘鱼"，其肉质肥美、脂膏丰富，是日本人非常爱吃的一种鱼。

4 潘趣：也被称为"宾治"，由各类水果制成，其主要形式为软饮料和微酒精饮品。

5 舞茸：又被称为"灰树花"，是蕈菌的一种，常于夏秋间生长在栗树周围。

星期	早上	中午	晚上
一	豆粉黄油吐司、蘸酱沙拉、蛋花汤	配餐	白芝麻味噌乌冬、煮根菜、海苔拌蔬菜、酸奶
二	米饭、味噌烧白身鱼、煮羊栖菜、豆芽味噌汤	配餐	米饭、麻婆豆腐、粉丝沙拉、水果（菠萝）
三	〈饭团日〉饭团（包进自己喜欢的食材）、嫩煎蔬菜肉卷、菠菜味噌汤	配餐	〈心仪菜肴日〉米饭、炸肉饼、番茄沙拉、滑子菇味噌汤、酸奶
四	米饭、火腿配荷包蛋、纳豆、柴鱼片盖青菜、土豆味噌汤	配餐	〈挑战吃鱼日〉米饭、鲑鱼锵锵烧、五目豆、清汤、作为奖励的甜点（布丁）
五	〈省事休息日〉口味自由选择的拌饭料（配米饭）、加工买回家的肉丸、纳豆、放在冰箱里的味噌汤	配餐	意式千层面、嫩煎蘑菇和蔬菜、胡椒汤
六	玛芬比萨、彩椒沙拉、炖菜	御好烧、凉拌菜、蔬菜汤	一家人外出吃
日	鸡肉五目烩饭、微煮冻豆腐和蔬菜、猪肉汤	一家人外出吃	米饭、全家动手包饺子、中华沙拉[1]、简易手工甜点

1　中华沙拉：日本人命名的一种沙拉，其特征在于配料多用粉丝、黄瓜、胡萝卜、豆芽等，和中国的凉拌菜很像。

星期	早上	中午	晚上
一	小仓吐司[1]、蘸酱沙拉、卷心菜蛋花汤	配餐	炒乌冬面、凉拌菜、加了白身鱼的蔬菜汤、酸奶
二	米饭、前一天备好的味噌煮鲭鱼、柴鱼片盖菠菜、裙带菜汤	配餐	米饭、土豆炖肉、浅渍腌菜、水果（草莓）
三	＜饭团日＞ 烤饭团、莲藕牛蒡炒肉、大葱味噌汤、加工昨天吃剩的蔬菜	配餐	＜心仪菜肴日＞ 蛋包饭、海藻沙拉、浓汤、酸奶
四	米饭、培根配荷包蛋、纳豆、柴鱼片盖青菜、油豆腐味噌汤	配餐	＜挑战吃鱼日＞ 米饭、炖旗鱼、炒牛蒡、作为奖励的甜点（小蛋糕）
五	＜稍事休息日＞ 口味自由选择的拌饭料（配米饭）、加工剩余的食材、纳豆、放在冰箱里的味噌汤	配餐	卡尔博纳拉意面[2]、罐头金枪鱼蔬菜沙拉、洋葱汤
六	玛芬比萨、土豆沙拉、玉米汤	米饭、脆脆米粉炸鸡块、卷心菜丝、足料味噌汤	一家人外出吃
日	石锅拌饭、嫩炒所剩蔬菜、芝麻粉蛋花汤	一家人外出吃	全家一起动手捏馕[3]、黄油肉酱咖喱[4]、西蓝花沙拉、清爽的水果、手工拉瑟[5]

1　小仓吐司：日本名古屋一带咖啡店里提供的吐司品种，其特点是在吐司上抹上人造黄油或黄油后，放上红豆一起吃。

2　卡尔博纳拉意面：也叫"培根蛋酱意面"，主要由蛋、芝士、培根、黑胡椒等配料和意面共同烹制而成。

3　日本的"馕"和中国新疆的馕不同，呈上细下宽的类椭圆形，在日本的印度餐馆里较为常见。

4　黄油肉酱咖喱：一种印度咖喱的名字。

5　拉瑟：一种印度酸奶的名字。

消除焦躁情绪的食谱

沙丁鱼盖菠菜（2人份）

菠菜	2棵
沙丁鱼	10克
芝麻油	1小勺
柴鱼片	2撮
酱油	按个人喜好定量

在沸水里放入菠菜，煮熟后用水冷却。沥干水分后，把菠菜切成适口大小。将芝麻油倒入沙丁鱼中搅拌，撒上柴鱼片后，根据个人喜好倒入酱油即可。

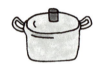

拔丝番薯风

拔丝坚果（2人份）

坚果类（不限种类）	25克
水	1大勺
酱油	1小勺
砂糖	2小勺
醋	1小勺
麦芽糖	10克

在锅中倒入坚果以外的所有材料并煮成黏稠状，然后倒入坚果，炒至水分挥发完即可。

※ 没有麦芽糖也可以做。

☆坚果在裹上甜酱后味道会变得非常好！

> 加工成法国传统点心!

大豆果仁糖（2人份）

炒过的大豆	25克
砂糖	1大勺
水	2大勺
粉末砂糖	少许

在锅中加入砂糖和水后煮沸。加入大豆炒至水分将尽，很容易炒焦，所以要多留心！关火后边搅拌边冷却，再撒上粉末砂糖并充分搅拌即可。

☆ 被粉末砂糖包裹后的大豆咬起来松松脆脆的，让人欲罢不能。

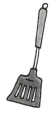
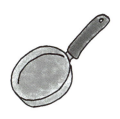

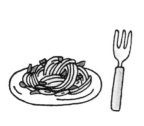

第 7 章
致不擅长 &
没时间做饭的
妈妈们

Q58 想要告别模式单一的烹调法!

烹调的基本方法就是炒和煮。这两种手法都不难,但关键在于能让人涌现烹调的实感。颠锅翻炒,确实有种正在烹调的感觉;入锅炖煮,肉眼可见食物逐渐变熟。

正因为能收获这份实感,所以不怎么擅长做饭的人也能渐渐爱上做饭。

接下来只要变换使用的材料,丰富料理的风格,就能不断开创出不同的烹调方法。就算炒制同样的食材,倒番茄酱调味或淋蛋液共煮,出锅后也是两道完全不同的菜。

比如做土豆炖肉时,按一般流程下来,到中途为止都和做咖喱或炖菜一模一样。即使前半部分的材料和烹调工序相差无几,但之后根据添加的食材或采用的调料不同,最终的成品也会截然不同。

炒肉或蔬菜时,往里面加芝麻油、葱、姜,这道菜就会摇身变为中国风了;往里面加橄榄油、大蒜、番茄酱,则会成为一道意式菜肴。

苦恼于烹调法太过单一的人，只是还没掌握要领而已。**只要会做一道菜，抓住其中的窍门，就能玩出三四种花样来**，所以不必为此担心。您可以看看第 204—205 页的"给忙碌不堪的妈妈们几点小贴士"，就能明白拓展烹调领域是多么简单的一件事。

近年来，超市里到处可见"炒蔬菜调味包""生姜烧肉调味包""麻婆豆腐调味包"等只要倒进锅里一起翻炒即可的调料。如果您对自己的手艺不自信，活用这些方便调料倒也是个不错的选择。调料选简单一些的就行，等慢慢习惯做饭后，再由自己来调味，做独创的菜肴。

调味也一样，一旦上手后其实做起来并不难，肯定会让您产生"这我也做得出来"的自信。

比如当我们看"生姜烧肉调味包"的配料表时，可以发现上面写着苹果汁、柠檬汁等多种配料，但如果是自己来调味的话，倒也用不着特地加这些进去。

做麻婆豆腐时，只要有豆瓣酱和甜面酱等调料就能轻松完成了。且自行调味的话，在辣度等方面是可控的，所以能调出符合自己口味的味道来。

此外，炸相较于炒和煮，难度要更高一点儿，若您觉得难以驾驭，倒也不必硬着头皮去挑战。

使用烤箱也一样，等手艺提升，自信上涨后再去尝试也不迟。先学会炒和煮，就能不被每天吃什么所困扰了。

条件允许的话，可以买块小白板贴在冰箱上，并在上面写好一周的菜单。第192—195页介绍了四周份的菜单案例，敬请参考使用。

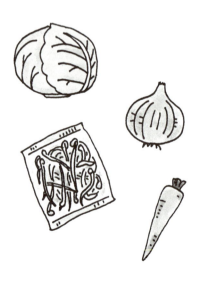

在制作菜单时，首先要考虑主菜选择肉类还是鱼类，料理风格采用日式、西式、中式，还是意式。

从这些角度进行考虑，组合出一份份营养均衡的菜单，就能有效避免烹调法的单一了。

即使烹调法相同，料理风格的改变同样也能得到完全不一样的成果。

顺带介绍几种家中常备、做起来方便的蔬菜。我会向各位推荐卷心菜、洋葱、胡萝卜以及豆芽菜，它们在炒或煮上的发挥自不用说，还能做成沙拉、味噌汤，直接拿来凉拌也可以。您可以在下次买菜时参考看看。

给忙碌不堪的妈妈们几点小贴士

> 只要知道这些

就能打破千篇一律的调味桎梏！

您是否在炒蔬菜、烧鱼烧肉时用完全相同的调味方式？

即使食材相同，只要变换下调料，成品就能完全不同！

还请您多加尝试。

> 几种简单的调味法

日式味	酱油　日式高汤精
西式味	清汤
咸甜味	酱油　砂糖　味醂
盐味	盐　柠檬
照烧味	酱油　酒　砂糖　蒜泥
生姜烧肉味	酱油　酒　砂糖　生姜泥
咖喱味	咖喱粉　食盐
蚝油味	蚝油
中式味	鸡精　芝麻油
味噌味	味噌　酱油　味醂
明太子黄油味	黄油　盐　明太子
辣番茄酱味	番茄酱　大蒜　鸡精　醋
奶油味	牛奶　黄油　鸡精

> 妈妈的
> 小帮手

家中常备的调料＆食材一览

> 调料

砂糖、盐、醋、酱油、味噌、蛋黄沙拉酱、黄油、蚝油、番茄酱、沙司、咖喱粉、日式高汤精、鸡精、清汤、生姜泥、蒜泥、芝麻油、橄榄油、芝士粉、柠檬汁、蘸面酱、淀粉、胡椒盐

> 食材

- 小袋装柴鱼片、小沙丁鱼干、切丝海苔、芝麻碎、炒芝麻
- 鸡蛋、培根、火腿、猪肉丝、鸡肉丝、鱼身切块
- 葱、卷心菜、白菜、豆芽菜、小松菜、豆腐、纳豆、姬菇、金针菇、胡萝卜、洋葱、土豆、菠菜、番茄、青椒、萝卜

第7章 致不擅长＆没时间做饭的妈妈们

简单调味 & 使用常备食材·调料制作的菜肴案例

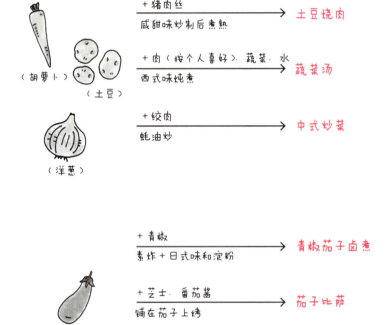

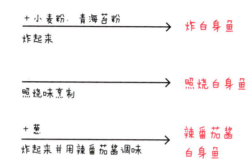

（白身鱼切块）
+小麦粉、青海苔粉
炸起来 → 炸白身鱼

照烧味烹制 → 照烧白身鱼

+葱
炸起来并用辣番茄酱调味 → 辣番茄酱白身鱼

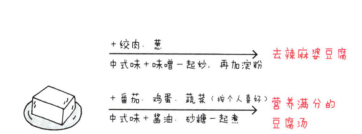

（豆腐）
+绞肉、葱
中式味+味噌一起炒，再加淀粉 → 去辣麻婆豆腐

+番茄、鸡蛋、蔬菜（按个人喜好）
中式味+酱油、砂糖一起煮 → 营养满分的豆腐汤

+绞肉、洋葱、鸡蛋
搅拌在一起煎起来，并按个人喜好进行调味 → 豆腐汉堡排

Q59 工作太忙没有时间做饭，该怎么办？

当今时代，家庭环境各有不同，许多妈妈也选择出来工作，所以我能体谅这份艰苦。妈妈们在如此状况下还能把孩子的饮食问题放在心上，我甚是欣慰。我们不妨来找找改善的策略，并加以实践吧！

首先，说到耗时短制作起来又轻松的方法，**当数"活用成品"了**。这当然不是指把买回家的熟食直接端上桌，而是进行简单的改良。这是因为超市卖的熟食、速食及冷冻食品等成品中的含盐量都很高，且直接使用成品的话，蔬菜的摄入量太少。

因此，把现成的熟食买回来后，我们要简单加一些可供搭配的蔬菜进去。

在热锅里下蔬菜，再把买来的熟食加进去重新翻炒，要是太淡就稍微加点儿酱油或高汤调味，也可按个人喜好倒些淀粉水下去勾芡，或者浇个鸡蛋进去也不错。

如果买了炒面回家，可以加些卷心菜和豆芽菜重新炒一炒；意面的话则可以再补充一些洋葱和蘑菇进去。第44页的"简单几步，就能让成品拥有妈妈的味道"里有相关的介绍，具体的加工方法可参考此页。只要稍加改造，把成品变成刚出锅、热气腾腾的状态，就能让美味更上一层楼。

此外，买回家的可乐饼因为沾着油，所以经微波炉加热后会变得软塌塌的。这时，我们可以用吐司机来代替微波炉，或放在平底锅里干烧加热，去除多余油脂后，口感就会变得酥脆了。接下来，往横铺在熟食边上的沙拉里加些番茄、卷心菜丝等蔬菜进去，就能把营养价值瞬间拔高了。

无论多么忙碌，也有应对的菜肴和方法。直接把买回家的熟食连同托盘一起端上桌，怎么看都给人乏善可陈的感觉。味道再好，出品的店再高级，一份单纯的熟食是很难让人感受到母爱的。

妈妈们肯定也愿意听孩子说"我想吃这个，给我做嘛"，而不是"我想吃这个，给我买啦"。**"给我做嘛"这句话的言外之意，是孩子对饮食的兴趣以及对母亲手制菜**

肴的依恋。

妈妈也一样,对买来的东西是不抱有什么感情的。

但从营养角度考虑,往成品里补充一些蔬菜后加工而成的菜肴则不然。即使孩子吃剩下,妈妈们也不可以加以责怪,而是像下面所列举的一样,把"为什么我要往里面加蔬菜"的道理传达给他们。

"这是我特地做出来的,你怎么就吃剩下了呢?加这么多蔬菜就是为了让你能够身体棒棒呀,只要吃下去就肯定不会感冒啦。"

对孩子来说,"买回家直接端上桌的熟食"和"妈妈下了功夫给自己做的菜肴",哪种更难被剩下,答案不言而喻。

妈妈在百忙之中为孩子做的饭和说的话,一定能打动他们的心。

"抱歉呀,我们实在太忙了,只能做些简单的菜给你吃了。"

在说这句话的同时,爸爸妈妈还愿意抽出时间来为自己做饭——这一幕一定会镌刻在孩子的脑袋里。孩子知道父母工作忙,所以比起摆满眼前的熟食,他们更乐意看到父母为自己拿锅开火，重新翻炒，哪怕只是简单操作几下。

此外，我还有一招要推荐给忙碌不堪的妈妈们——**活用"常备菜"**。比如筑前煮[1]之类的炖菜或炒牛蒡之类的炒菜，都可以在冰箱里保存1周左右，要吃时只需热一热就能上桌了。

还有像是西式腌菜[2]等糖醋酱菜或南蛮渍等，都可以直接从冰箱里拿出来，不用加热也很好吃，非常方便。

如果平时太忙没时间做饭，可以选定周末等休息日为"妈妈亲自下厨日"，享受享受和孩子一起做饭的乐趣也不错。在有时间下厨时就把机会好好利用起来，碰到繁忙的工作日就稍做加工，尽可能给孩子提供一顿营养均衡的饭食即可。

1　筑前煮：日本的一道家常菜，主要材料有鸡肉、魔芋、牛蒡、胡萝卜等，通过慢火炖煮的方式制作而成。
2　西式腌菜：类似于中国的泡菜，也是拿醋或盐水对蔬菜进行腌制。

Q60 有没有既省钱又营养美味的菜肴？

一道菜既要省钱美味，又要营养满分，可以说非常理想化了。

正如我反复提到的：**这世上并不存在可以提供全部营养素的"完美食材"**。所以还是要通过对各种食材进行搭配来制作理想的菜肴。前文提到过，相对便宜，方便加入到日常饮食中，且营养满分，易与其他食材搭配组合的，**莫过于"鸡蛋""番茄""豆腐"这三种**。如果季节合适的话，黄麻叶也是给营养加分的好选择。

此外，番茄也会根据时令的不同，有价格偏高的情况出现，所以提前确认价格是必不可少的。近年来不同种类的番茄层出不穷，但营养价值却大同小异。口味上的差异倒是不小，孩子吃不动太酸的品种，在选择生吃时，还是挑味道较甜的品种给他们为好。

品种方面我会推荐"越之红宝石"[1]。小番茄的话，我认为"爱子"的味道非常棒。虽说还有其他味道不错的品种，但万一不小心吃到酸味十足的一款时，也可在上面撒少量的砂糖，就会变得很好入口了。

要想提高菜肴的营养价值，可将鸡蛋、番茄、豆腐这三种基本食材融入到日常饮食中。比如炒菜时可以加一些炒鸡蛋和番茄块进去，煮汤时可以往里头打个鸡蛋，加点儿豆腐。我保证不但营养加分，美味也能往上升。说到豆腐，给人的印象是日料里经常出现的，实际上，这是一种在日式、西式、中式菜肴中"八面玲珑"的食材。

此外，清炖羊栖菜或干萝卜丝也是便宜又营养均衡的菜肴。很多人担心要把这类炖煮的菜做得好吃非常难，其实不然。我来告诉各位烹调的秘诀——**加少量蛋白质进去**。

说到底，主角还是羊栖菜或干萝卜丝，所以不需要放太多肉进去。选择猪肉、鸡肉、鱼竹轮、炸鱼饼、油豆腐

1　越之红宝石：福井县立短期大学（现在的福井县立大学）在1989年通过组织培养技术获得的新品种番茄，其命名的由来是"如红宝石般的番茄在越之国（越前地区）培育出来了"。

等含蛋白质的一种食材，并取少量放入即可。只要加入少许蛋白质，味道的层次感就能凸显出来，相当可口。

组合各种食材做出营养均衡的一餐自然重要，但饮食是日常生活的必备环节，所以尽可能控制预算也同样关键。光用一些超出预算的食材会给家庭造成很大的负担。

比如在用肉方面，牛肉的价格颇高，所以不必在日常饮食中用到，选择鸡肉和猪肉就够补充营养了。

连续的恶劣天气会让蔬菜的价格飙升，真让主妇们痛心流泪。碰到这种情况，可在逛路边摊时往蔬菜区瞅瞅，那里会有当天上午新鲜采摘的蔬菜卖，而且价格非常亲民。这就是我所说的：要挑选应季的食材。**时蔬的营养价值非常高，鲜味和甜味都很突出。**

春夏秋冬，把各季的食材尽可能地搬到餐桌上来。如果您不清楚各类蔬菜的对应季节，可参考第13页的"应季的代表蔬菜"。

在外上班的妈妈不必每天去超市。有些人或许一周就去两次左右，我自己也会选择周末去好好购置一番，哪样东西用完了，周三再去补充一轮，基本都是这个节奏。在购置时一定要注意，容易坏的东西要优先用掉。

在制定既省钱又兼顾营养的菜单时，首先要**把握好冰箱的库存**。可以的话，运用备忘录或手机里的记事本等工具对冰箱里的东西进行登记，做好库存管理。把买回家的蔬菜、肉在保质期内吃完，是比去特卖会买东西还要实在的省钱法。

此外，只要制作一张如上文所述的"每周菜单"，就可以有效避免菜色重复或营养失衡的情况出现了。学校的配餐菜单表就是一个不错的范本。日式、西式、中式、民族小吃等料理的风格，米饭、面食、面包等主菜的类别都是可变的，所以菜单也可以是内容丰富、形式多样的。

接下来，就该准备让常备菜保持美味的**食品保鲜容器或食品保鲜袋了**。我们不能把周末提前做好或周一一下子做多了的菜倒掉，而是把它们变成隔天点缀我们餐桌的菜肴之一。只有不浪费，并且灵活运用便宜的材料，才能做出营养美味的省钱料理。

Q61 有什么适合放进便当里的可口配菜吗？

我推荐**把花生粉或杏仁粉作为配料加入其中**。这能让菜肴的味道更有层次感，使之更加醇厚，孩子肯定也会喜欢。而且这两种配料和扁豆、菠菜等青色蔬菜很搭，在凉拌或炒制时往里头稍微加一点儿就行。烤鸡肉时，在肉的表面抹点儿粉，味道会非常好。

花生粉和杏仁粉常被用作点心的材料，每家超市都有卖，还是比较好入手的。只是保质期不长，所以我推荐冷冻保存。因为就算冻住了也还是粉，可以从冰箱里拿出来直接用，且保存时间大大延长，非常方便。

另外，在制作便当时有一点需要格外注意：**不能勉强使用孩子不爱吃或第一次吃的食材**。之前在讲如何克服挑食时也提到过，**给孩子言语上的鼓励是至关重要的**。但吃便当时，父母是没法在孩子身边搭话的。把前天晚上的剩菜放进便当里倒没关系，但如果是孩子从没吃过的东西，那还是避开为好。

便当里的菜肴无论如何都会冷掉，口味会跟着大打折扣。虽说也有"味道很好的冷菜"，但和新鲜出炉还冒着气的热菜是难以相提并论的。当孩子打开便当盒，看到自己从没吃过的东西时，警戒心就会提起来，好不容易鼓起勇气往嘴巴里送了，如果又冷又难吃的话，他们或许就不想再碰第二次了。

初次接触的食物、不爱吃的食物，要在妈妈能进行言语鼓励的情况下拿给孩子吃，而放进便当里的菜肴，尽可能挑他们喜欢的就行。当便当里装满无须叮嘱，孩子也能吃得津津有味的菜肴时，回到您手边的，肯定是一个空空如也的便当盒。

Q62 我不擅长炸东西,能不能教我一些避免失败的方法?

不擅长炸东西的原因主要有两个:一种是没法炸得酥脆,出锅后总是软塌塌的;另一种是害怕四溅的油星,所以不敢炸。

克服第一个问题的窍门在于**"掌控油温以及注意裹粉的方式"**。

不同的食材对应不同的油温,自己在家炸东西时,把油温控制在 170 摄氏度左右就不容易失败了。

裹粉方面,先用厨房纸把食材表面的水分充分吸干后裹上粉,再抖掉多余的粉即可。因为食材表面已被炸粉充分覆盖了,能有效防止入锅后油星四溅。

还没习惯炸东西的人是很难用肉眼或凭感觉来判断油温的,这时可以借助厨房温度计。品牌方面我会推荐百利达的"针式温度计",最便宜的一款只要 700 日元。

克服第二个问题的窍门在于"使用小型天妇罗油

炸锅"。

只要有这款 1000 日元就能买到的专用深底油炸锅，就能有效解决耗油量大、油星飞溅的问题了。

如果您是初学者，我推荐可以尝试一下炸面包。用超市里买回来的纺锤面包或小餐包就能做出美味惊人的炸面包了。炸面包的秘诀在于把控好适量吸油的时间和温度。用 200 摄氏度的油温炸 50 秒到 1 分钟，迅速从油锅里捞起，撒上砂糖、黄豆粉或芝麻碎等配料后就能趁热享用了。外酥里嫩的炸面包好吃到令人感动，请务必试着做做看。

等渐渐习惯后，可以挑战一下素炸南瓜等含水量少的蔬菜。刚出锅的炸蔬菜格外美味，或许能让孩子克服不爱吃蔬菜的毛病。

Q63 早上总是手忙脚乱的，根本没有时间好好做饭

如今越来越多的小学生开始不吃早饭，作为一名营养师，我对这一现象深感痛心。**早饭是必须吃的！**有数据表明：不吃早饭会导致注意力下降，对学习效率产生巨大的影响。

如果您想让孩子茁壮成长、努力学习的话，就从让孩子好好吃早饭抓起吧。

孩子不光在上课过程中动脑会消耗热量，还会在休息时间全力活动身体。如果不好好吃早饭的话，体力、精力都撑不到午餐时间。**早饭是决定孩子上午能否全身心投入到课堂中的关键因素——这么说一点儿也不为过。**

早上起不来，就算起来了也食欲不振没胃口吃——这是每个家庭的孩子身上都会出现的问题。为了让孩子好好把饭吃下去，家长的循循善诱是不可少的。

可以的话，从前一天晚上开始就营造一个"期待明天

这顿早饭"的气氛出来吧。**比如电视正在播放勾人食欲的影像时，我们可以借机告诉孩子："明天的早饭里也准备了好吃的东西。"早饭不但能填饱孩子的肚子，还能丰富他们的想象力。

另外，最近有很多家庭在没时间准备早饭时，会塞给孩子一个点心面包，认为这总比一点儿都不吃要好。点心面包大多口味偏甜，卖相也讨喜，孩子们是不会抗拒的。不仅如此，吃个面包就能完事，还省去了妈妈清洗一堆餐具的麻烦。但是……我们仔细想想：点心面包是否真的能提供充足的营养呢？

甜味点心面包的热量很高，营养成分也只有脂类和糖类。硬要说的话，也就是点心罢了。而且对孩子来说，点心面包的尺寸过大，一个下去肚子就饱了。虽然这比一点儿都不吃早饭要强，但并不是我十分推荐的。各位妈妈既然知道早饭的重要性，那就在这上面多下点儿功夫吧。

比如，不但可以利用常备菜，**还可以在夜里提前准备一些沙拉或凉拌菜，第二天早上再往里面加点儿沙拉酱或调料就能满足孩子对蔬菜的摄入需求了**。

汤也可以提前做好半成品，隔天早上再把它煮好。这样就算时间不充裕，也能迅速上菜。

对于还不习惯制作并储存常备菜的人来说，可以从准备食品保鲜容器和食品保鲜袋开始慢慢培养。这些厨房用品在大超市里卖价都不贵，而且整套买还有优惠。另外，在冰箱里常备一些专用的鸡蛋、培根、火腿等食材，做起早饭来也能得心应手。

面包方面则放弃点心面包，改用对切吐司夹鸡蛋或培根。或许孩子想每天都吃到一个管饱的甜味点心面包，但就算拿给他们吃，也要事先切成几等份，直接一整个下肚的话，糖分的摄入量就会超标。而同样是甜食，砂糖量可控的手工法式吐司要比点心面包健康得多。

如果早上选择吃米饭的话，可以提前一天给电饭煲设定好时间，第二天一早往米饭上撒点儿拌饭料，再搭配隔夜菜和常备菜一起端上桌就行。此外，活用给便当准备的冷冻菜也是对付早晨手忙脚乱的一个妙招。

再添一道清炖羊栖菜、清炒萝卜丝等营养满满的手制菜肴，就能让整顿早饭的营养价值嗖地往上升。

第46页介绍了"能拿来当早饭的冷冻食谱"，敬请加以参考使用。

冷冻保存的菜肴能给制作便当和早饭省去不少麻烦，可谓功能强大。我在冷冻并试吃了各类菜肴后，惊讶地发现有很多东西都适合冷冻，比如土豆炖肉等菜肴，还有吃剩的刺身等鱼类。在冰冻的状态下直接拿来料理，可以做成一口大小的煮鱼或烤鱼。

如果每天早上都拿点心面包对付一下的话，孩子很可能在长大成人后依旧保留这个习惯。对发育期的孩子来说，只含脂类加糖类的点心面包和营养满满的一顿早饭是没有可比性的。无论是脑、骨头、内脏、血管，还是孩子的心灵，都需要均衡的营养才能健康发育。**一早起来很容易手忙脚乱，但为孩子的将来考虑，我希望父母能稍微抽出点儿时间来做顿早饭。**

推荐给忙碌不堪的妈妈们几款烹调工具

把我推荐的这些能让烹饪变得乐趣无穷的工具买回家吧。

不过,并不需要在所有烹调工具上花大价钱。现在的百元店里可以买到许多质量上乘的商品,敬请多加利用,打造一个能和孩子一起愉快做饭的厨房吧。

可以在百元店里买的基础烹调工具
[计量勺]

想参照书或电视给的食谱做菜时,你会发现上面基本都写着几大勺、几小勺,而且在量完酱油后,又要先洗净擦干才能继续量砂糖和盐,实在费时费力。图中所示的塑料计量勺便宜轻巧,且组合成套,值得向各位推荐。里面有3—5把勺子,使用起来非常方便。虽说也有1/2小勺和1/2大勺的尺寸,但分得太细反而找起来很麻烦,所以只要挑选有"一大勺""一小勺"的款式就够了。

[长筷子]

不需要塑料加工,直接选择木质的就行。用手摸摸看,感觉夹得住食物,不容易滑落下来就行。有两双以上用起来会很方便。

[大盆]

在百元店里买个轻点儿的塑料大盆就行。可以拿它来洗菜,放食材,搅拌肉类……用途非常广泛。除此之外,可随时替换新品也是它的魅力所在。

[薄砧板]

　　一块质地上乘的主砧板基本上是家家户户必备的。但想在切完蔬菜后切肉或鱼，想在切炸好的东西时有个东西垫一下，这时候薄砧板就有用武之地了。我们可以准备几款颜色不同的薄砧板，在切肉类和蔬菜时区分使用。

[盘子]

　　人们会根据一道菜的卖相和自己的印象来评价它的味道，所以盘子的种类还是多多益善的。但如果一家人全用精美的餐具，那么金钱的负担就不容小觑了，可以先在百元店里买尽可能多的种类。和孩子一起挑选也不错。

[大勺]

　　直接在百元店里买就行，多备几个更便于使用。

[锅铲]

　　金属锅铲容易伤到锅面，我推荐买树胶材质的。

让做饭乐趣无穷的便捷烹调工具

[平底锅]

　　平底锅最重要的一点就是——不粘！选择锅面加了防粘涂层的就行。我推荐"家迎知的大理石涂层平底锅"（カインズホームのストーンマーブルフライパン）(2000—3000日元)。其恰到好处的角度让我们在炒菜或炒饭时颠起锅来非常顺手。

[手持筛网]

　　洗菜、用水冷却焯过的蔬菜、给意面等面类去热汤时经常会用到手持筛网。我推荐"手持型拉斯特亚滚水筛网"（ラスティアボイルストレーナー足付）(1000—2000日元)。因为有把手，所以做饭效率会大大提高！此款筛网的尺寸大小不一，选择自己用起来最顺手的就行。

[削皮器]

　　用削皮器给蔬菜削皮非常方便，但它其实是性能差别非常大的几款烹调工具之一。我推荐"升华牌的削皮器"（サンクラフト皮引き）(约700日元)。此款削皮器的刀刃锋利，手感也非常好。

[研磨器]

　　调料的麻烦之处在于从购入到用完需要花费一定的时间，味道和香气会随之下降。为了品尝到新鲜研磨的绝妙滋味，就需要在家准备一款研磨器。我推荐"无印良品的餐桌用盐・胡椒研磨器"（约1200日元）。

[刮刀]

在菜肴出锅盛盘时，刮刀能把汤汁也一并铲入盘中，使用起来非常方便。我推荐"无印良品的硅胶刮刀"，因为它是使用硅胶材料制成的，所以软硬适中，手感也随之倍增。

[打蛋器]

选择百元店（商品均价为 100 日元的商店）的打蛋器也基本没问题，但如果使用频繁的话，我推荐"柳宗理打蛋器"（约 2000 日元）。即使没有电动打蛋机，也能用这款优秀的打蛋器制作出蛋白泡，让蛋厚烧美味倍增。

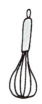

[小秤]

小秤不仅可以给调料计量，因为本书介绍了给米饭定量，所以还可以用来称米饭。我推荐"多利科的'PAKATO'电子秤"（ドリテック　デジタルスケール『パカット』KS-257）（约 1000 日元）。盒式秤面可满足大面积测量。

[刮泥器]

萝卜泥可以搭配各种菜肴，非常方便使用，但刮泥的过程往往需要消耗相当大的气力。我推荐一款"贝印专业刮泥器"（貝印おろし専科）（约 1300 日元）。此款刮泥器由塑料制成，上手简单，且最大的特点是无须用力便可刮下泥来。

※ 译注：部分译名为音译，工具后接的括号内还原了日文名，供需要采购的读者参考。

不会让您白花冤枉钱的烹调工具

[电饭煲]

选电饭煲的秘诀就在成品的卖相和保温的性能。我将为各位介绍几款放半天以上也能持续保温、美味依旧的电饭煲。

[象印 智能压力 IH 极炊电饭煲]的 6—10 人份款（1.5 万—3 万日元）。因为是加压煮饭，所以煮出来的饭在鲜味和甜味上都有所提升。因其优秀的"休眠保温"功能，就算保温一天，米饭照样非常美味。

[虎牌 智能压力 IH 电饭煲 JPC-A]的 6—10 人份款（约 4 万日元）。这款电饭煲煮出来的饭软糯丰满，因其别具一格的内盖，就像把饭装进木桶一样，在保温过程中美味得到浓缩。尺寸方面属于小而紧凑型，不怎么占用地方。

[吐司机]

推荐一款把面包烤得非常好吃的吐司机——"巴慕达吐司机"（约 2.5 万日元）。因内部附加了小型水壶，烤制的过程中会有蒸汽加入，能把在超市里买的普通面包烤得外焦里嫩，堪称绝品。

[榨汁机]

榨汁机的价格差距很大，而比起价格，我更重视"不浪费食材"以及"清洗方便"这两大特点。所以我推荐"惠人牌低速榨汁机 H-AA"（3 万—4 万日元）。此款榨汁机不但性能卓越，且与其他机种相比，成品的味道也是出类拔萃的。

[铸铁珐琅锅]

这种使用方便的锅，能让炖菜变得美味无比。既可以不加水直接放食材进去简单烹调，也可以当作一般的锅来使用。用它做出来的咖喱、土豆炖肉都好吃到让人想哭，请您务必尝试一下。在试验了多款铸铁珐琅锅后，我最想推荐的是"STAUB 圆形铸铁珐琅锅系列"（0.2 万—2.5 万日元）。

[高压锅]

利用高压锅就能轻松做炖菜了。觉得自己不擅长料理的人很容易对高压锅敬而远之，但只要一锅在手，就能大大缩短烹饪时间，还能把鱼骨等硬物压得软烂适口。我推荐"珍珠金属的 3 层加厚高压锅系列"。我所使用的"H-5040"款售价 3000—6000 日元。

[菜刀]

蔬菜等食材的切口优劣，将直接影响进食体验，所以在切割过程中最好能直接一刀下去而不破坏食材的纤维组织。我推荐"贝印大马士革钢 关孙六 三德菜刀"（约 1.3 万日元）。此刀非常锋利，不会给人带来切不动的无奈感。使用菜刀时，比起易切割的，难切割的食材更容易让菜刀在下刀时发生侧滑等危险情况，还请多加留意。

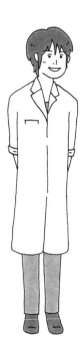

后记
给孩子打造一个助力梦想实现的身体吧

或许是有缘上了电视、报纸和杂志,最近经常有人来找我签名。但我既不是明星,也非料理研究专家,所以写在上面的不是所谓的"签名",而是"松丸奖"这个名字罢了。不过,我在写下名字的同时,一定会在侧边添上一句话:"You are what you eat!"(人如其食!)

可以说,这行字替代了我的签名,并且这就是我想通过本书传递给各位妈妈的思想。

孩子亦如其食。他们能够主动行动、思考、成长,都离不开所吃食物的帮助。**饮食,关系到孩子的健康、梦想以及他们的未来。**

正因为如此，我希望孩子能多品尝些美食，积累宝贵的饮食经验，打从心底认为吃饭是一件快乐的事，对饮食留下积极的正面印象。

孩子们对吃饭感到痛苦，对食物提不起兴趣是令人生悲的，所以我想把避免此类情况出现的方法教给各位妈妈。

有许多在精神层面和技术层面诱导孩子对吃饭产生兴趣的方法。一位为孩子的饮食认真思考的好妈妈，一定有能力解决他们的吃饭问题。

可以的话，我希望你们能边享受这个过程，边把解决这些问题的方法落实下去。

被孩子挑食问题困扰的妈妈当中，有很大一部分都抱有强烈的罪恶感，怀疑自己是不是教育孩子的方法有问题，是不是自己做的菜一点儿也不好吃。但是，正如本书前言所述：**为此发愁的妈妈是值得表扬的**。所以多给自己鼓鼓劲儿吧。

即使愁肠满肚，也不能凭一股蛮劲儿想着解决掉所有的挑食问题。如果能在孩子迄今为止不爱吃的食物当中挑选一个克服掉，就能收获像通关游戏副本一样的快感。

我希望打开这本书的妈妈们,可以尽可能带着愉悦欢喜的心情,并积极乐观地改善孩子的饮食。

还有一点,我也希望各位妈妈能够理解:不光是您,学校的老师在让孩子产生**"吃饭＝有趣的事"**这一想法上也起着很重要的作用。毫不夸张地说,孩子能否吃完配餐,正如我在179页提到的那样——和班主任所采取的手段密切相关。

我们营养师会站在营养均衡、热量摄取的角度上,考虑能让孩子吃得开心的配餐菜单,因此,只要他们能一点儿不剩地吃完,就能从中获得必要的营养,但能否吃完有时也只能靠孩子自己了。特别是刚好碰到对饮食毫不关心的班主任,孩子想要全部吃完的干劲儿就会瞬间下降。

只要有大人盯着,孩子就会产生不能剩饭的意识,如果在吃完后还能受到表扬,他们吃起来会更加起劲儿。而配餐时间,老师不在边上的话,孩子们就会放飞自我了。不爱蔬菜的会把沙拉整盘剩下,也有人根本不愿碰一下配餐中第一次出现的菜肴。

当孩子们端着剩菜回到配餐台,说着"我不要吃"

时，老师若能从旁鼓励一句"不用全部吃完，看看能不能吃掉一半"，剩菜量就会以肉眼可见的程度减少。这种情况我见到过很多次了。

从开始发放配餐起，我就在一年级到六年级的班级里转，观察孩子们的表现，听听他们说的话，待用餐完毕收拾桌子时也一样倾听他们的话。因为我一直以来的观点是：==如果吃饭时能看到制作者的表情，将有效减少剩饭剩菜量。==

认识我这张脸的孩子能想象到我失望的表情，就会由此心生"饭菜不能剩下来"的想法，并努力再多吃一点儿。

==孩子本身就具有只需一个小小的契机，便可克服饮食问题的能力。==我希望全国的小学老师都能明白这一点。

即使不巧碰上对饮食毫不关心的班主任，各位妈妈只要亲手把孩子培育得爱吃饭，就能以不变应万变了。孩子自己能不挑食，主动去添饭的话，就无须我们担心了。因此，在家中教育孩子饮食的重要性，将=="吃饭＝快乐的事"==这一观点传达给他们是很有必要的。

孩子在父母制作的一顿顿饭中不断成长。父母为自己孩子所做的菜肴一定会深深镌刻在他们的心中。如果家里的餐桌上只有快餐、超市卖的熟食，或者一碗盖饭，那在孩子长大成人，开始独居生活或结婚，重组新家庭时，他们的餐桌也会延续这一情况。眼下的餐桌景象是和未来紧密相连的。

在我看来，**孩子有无挑食的毛病，将对成年后能否直面挫折产生巨大的影响**。当然，也有人在成年后依旧挑食，且能跨越层层艰难与挫折。但不挑不拣，喜欢吃饭且能摄取充分营养的人，即使面对千难万险，也能更加轻松地翻越而过。

父母希望孩子能做自己喜欢的事，能实现心中的梦想，为此，我们应当将他们培养成能尽力跨越人生艰难险阻的人。让他们学这学那，却导致饮食规律紊乱，最终的结果怕会事与愿违。反过来，在重视饮食的同时培育孩子，那么无论是发展兴趣还是学习，都能收获更好的结果。

为此，我们要把和孩子一起度过的日常生活重视起来，让他们从小就和父母一起购置食材、聊聊食材、观察食材、触碰食材、协助烹饪……每天的行动都对孩子的人生起到非常重要的作用。

　　孩子终会长大成人,他们将从父母身边脱巢而出,面对不同的挑战,启程通往社会这一广大的舞台。为他们做饭的日子不可能永远持续下去,还请各位父母能充分享受这段宝贵而有限的时间。

　　你做的饭菜,将支撑起他们的未来。

[作者]

松丸奖（Matsumaru susumu）

文京区立金富小学的营养师，1983年出生于千叶县，从华学园营养专业学校毕业后，以营养师的身份在千叶县内的市立医院里工作。在职的5年时间里，主要负责医院配餐的菜单制定以及营养管理工作。2009年4月在文京区立青柳小学任职，后于2016年起转职到文京区立金富小学。在2013年举办的第8届全国学校配餐甲子园（给学校实际提供的配餐在口味等方面进行打分的比赛，参赛学校总计2266所）里以首位男性营养师的身份摘得桂冠。主张"饮食构筑孩子的梦想与未来"，从早到晚几乎所有的时间都在研究配餐的菜单。在使用的食材上也格外讲究，休息日还会亲自下乡走访农家。此外，还在农林水产省举办的"全国儿童和食王选手权"中担任评审员，在富士电视台的电视剧《Chef～三星级营养午餐～》中担任配餐的策划、监修、烹调指导，并以日本电视台的《世间最想上的一堂课》为代表在各类媒体中展露身影。在给明治的食育网及读卖在线定期提供食谱的同时，还开设了专门面向营养师的讲座，此类活动的领域正不断向外拓展。现已出版《风靡日本的小学生营养食谱》一书。

活用这些食谱,
让孩子爱上
蔬菜和鱼

一点儿都不辣的

快手泰式拌饭[1]

材料（2人份）

芝麻油	1/2 小勺
猪绞肉	150 克
青椒	1 个
红椒	1 个
洋葱	1/2 个
蒜泥	1/2 小勺
蚝油…A	1 大勺
酱油…A	1 大勺
味醂…A	1 大勺
砂糖…A	1 小勺
米	100 毫升
鸡蛋	2 个

制作方法

① 把青椒、红椒、洋葱切成小块。
② 在热锅表面抹上芝麻油，将猪绞肉及洋葱入锅翻炒。
③ 将猪绞肉翻炒均匀后加入蒜泥、青椒、红椒一起翻炒。
④ 将配料A全部混合，倒入锅中和其他食材一起进一步翻炒。出锅后盖上荷包蛋即可。

1 泰式拌饭：原名"GAPAO-RICE"，一种用罗勒叶进行炒制的泰国经典饭食。此食谱因没有加入罗勒叶，故译为"快手泰式拌饭"。

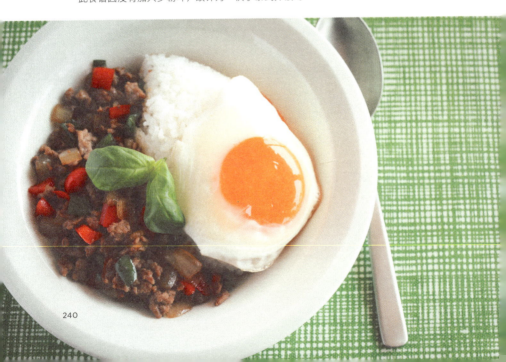

加了青椒的

半片特制三明治

材料（2人份）

半片[1]	1块
碎纳豆[2]	1/2—1盒
芝麻油	1小勺
柴鱼片	一撮
低筋面粉	1小勺
水	2小勺
青椒	1个
面包粉	适量
油	适量

制作方法

① 把半片对半切开，并中间切口用以填充其他食材。
② 青椒切成细末，在淋了芝麻油的锅中炒熟。
③ 把碎纳豆（连同附送的酱汁）和柴鱼片拌入锅中。
④ 把步骤③拌好的所有食材填充进半片切口中，蘸满低筋面粉水后裹上面包粉。
⑤ 放入180摄氏度的油锅中炸至金黄色即可。

1　半片：日本传统的鱼肉山药饼，类似于中国的鱼豆腐。
2　碎纳豆：纳豆的一种，在日本纳豆市场中占有很大的比例，其特征是将中等大小的大豆切割成6—8等份，方便小孩子咀嚼和消化。此外，日本的纳豆多以盒装的形式贩卖，里面还有酱油、黄芥末等配料。

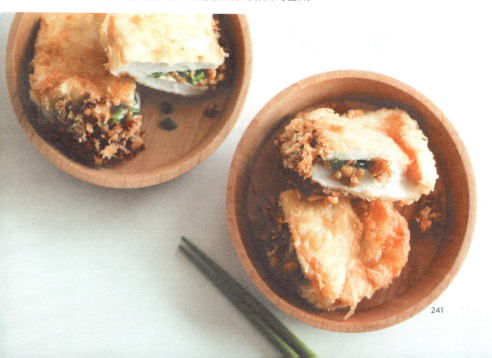

日本风味的菲律宾茄子煎蛋

材料（2人份）

洋葱	1/8个
盐（揉搓腌制用）	少许
色拉油	1大勺
茄子	1根
水	100毫升
盐…A	少许
胡椒…A	少许
味噌…A	1小勺
酱油…A	2小勺
和风高汤精…A	1/2小勺
水…A	1大勺
色拉油	1小勺
鸡蛋	1个

制作方法

① 茄子去掉茄蒂后纵向切成四等份。
※ 茄子皮根据孩子的接受程度决定是否去除。
② 洋葱切末，拌入食盐并放进锅中，倒入A后煮沸30秒左右。
③ 在涂了色拉油的平底锅中煎烤茄子两面，煎好后加水焖煮。
④ 用叉子将焖好的茄子轻轻戳烂，蘸满蛋液后下油锅煎。
⑤ 等表面的鸡蛋凝固后盛盘，倒上步骤②中的材料后即可享用。

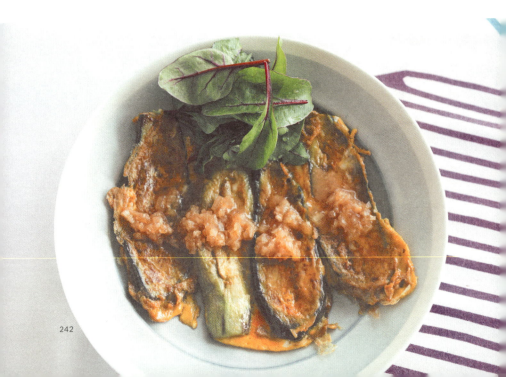

牛肉炒芦笋

材料(2人份)

芦笋	4根
番茄	1个
鱼竹轮	1根
牛肉	150克
色拉油	1小勺
蚝油…A	2小勺
盐…A	少许
砂糖…A	1小勺
酒…A	1小勺
味醂…A	1小勺
生姜泥…A	1厘米
水…A	1大勺

制作方法

①斜切芦笋后焯水备用。
②番茄切成不规则的大块,鱼竹轮斜切。
③在热锅表面抹上色拉油,倒入牛肉和鱼竹轮后中火炒制。
④炒熟后加入焯过水的芦笋、番茄以及A,再进一步翻炒。
⑤盖上锅盖再煮3分钟即可出锅。

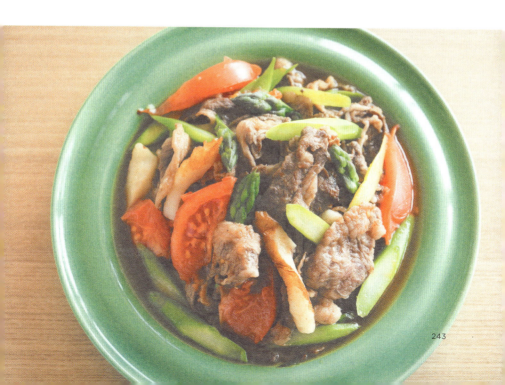

玛芬比萨

材料（2人份）

英式玛芬[1]	2个
番茄	1/2个
味醂	1/2 小勺
砂糖	1/2 小勺
番茄酱	2 小勺
芝士片	2 片
火腿	2 片

制作方法

① 将英式玛芬对半横切，火腿切成适口大小，芝士片切成四等份。
② 把番茄切成大块。
※ 根据孩子的接受程度来调整番茄块的大小。
③ 在番茄块中加入味醂和砂糖，并用平底锅稍微加热一下。
④ 在英式玛芬表面涂上番茄酱，把步骤③中的番茄以及火腿、芝士摆在上面后用烤箱进行烤制即可。

---

1 英式玛芬：一种以高筋面粉、细砂糖为主料制作而成的松饼。

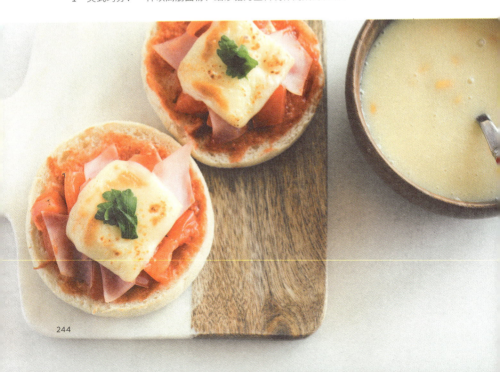

快手海鲜意面

材料（2人份）

意面	180 克
橄榄油	1 大勺
蒜泥	1 厘米
综合海鲜[1]	160 克
番茄	1 个
白葡萄酒…A	2 大勺
鲜奶油（也可用牛奶替代）…A	1 大勺
鸡精[2]…A	2 小勺
番茄酱…A	2 大勺
盐	少许
胡椒	少许

制作方法

① 水煮意面。
② 番茄切块。
③ 在热锅里加入橄榄油、蒜泥后倒入综合海鲜一起炒。
④ 炒熟后倒入番茄一起加热，并在 A 中加入盐、胡椒进行调味。
⑤ 拌进意面后即可出锅。

1　综合海鲜：一种把虾、贝壳类、鱿鱼等多种海鲜切块混在一起卖的商品。
2　鸡精：日文"鶏がらスープの素"，直译为"鸡骨架熬制的高汤精华"，与中国市场上贩卖的鸡精相似，故取此译名。

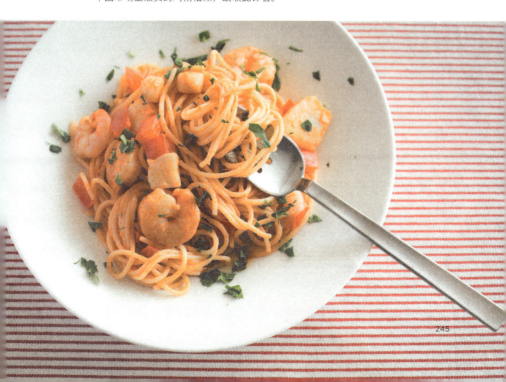

烫黄瓜

材料（2人份）

黄瓜	1 根
卷心菜	1 片
胡萝卜	1/3 根
生姜泥…A	约 2 厘米
水…A	200 毫升
砂糖…A	1/2 小勺
裙带菜拌饭料[1]…A	1 大勺
日式高汤精…A	1/2 小勺
酱油…A	1/2 小勺

制作方法

① 把黄瓜纵向对切后斜切成薄片，卷心菜和胡萝卜切成长条。
② 在锅中倒入所有蔬菜及 A 一起煮。
③ 汤汁收干后即可出锅。

---

1 裙带菜拌饭料：和碎海苔很像，日本人喜欢在捏饭团时倒在饭中以增加风味。

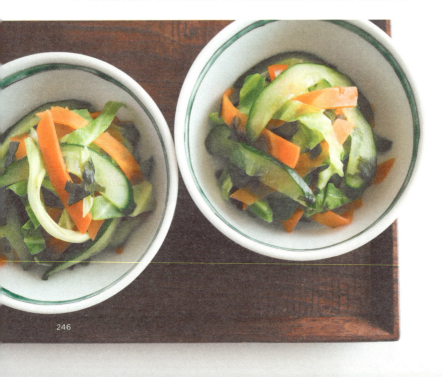

清炒西芹凉菜

材料（2人份）
西芹	5厘米
卷心菜	1片
黄瓜	2厘米
胡萝卜	1厘米
芝麻沙拉酱	2小勺
蛋黄沙拉酱	2小勺

制作方法

① 西芹和胡萝卜去皮后切丝，黄瓜和卷心菜也一起切丝。

② 在盆中加入芝麻沙拉酱、蛋黄沙拉酱、蔬菜，并充分搅拌。

③ 把步骤②的材料放入平底锅中稍加炒制即可。

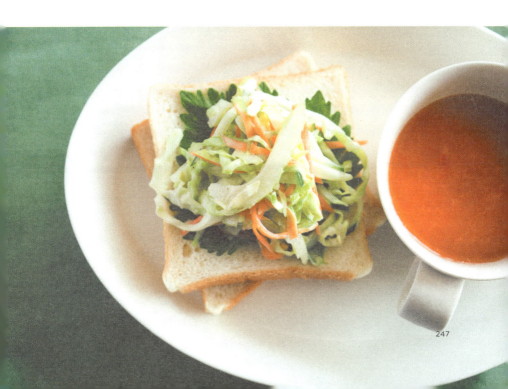

胡萝卜多多的

胡萝卜御好烧[1]

材料（2人份）
胡萝卜	1/3 根
鸡蛋…A	1 个
低筋面粉…A	3 大勺
粉末芝士…A	1 小勺
中浓酱汁[2]…B	适量
蛋黄沙拉酱…B	适量
青海苔粉…B	适量
柴鱼片…B	适量
色拉油	1 小勺

制作方法
① 胡萝卜去皮后切成薄片。
② 将胡萝卜薄片切成适口大小。
③ 在盆中加入胡萝卜和A，并充分搅拌。
④ 平底锅里涂色拉油加热，加入步骤③的面浆后两面煎熟。
⑤ 出锅后盛入盘中，按个人口味在表面用B进行调味即可。

1　御好烧：也被译为"大阪烧"。其实按口味来说，主要有"大阪烧"和"广岛烧"两种，故按汉字直译为"御好烧"。日本的传统小吃，一般做法是把鸡蛋、白菜、肉类混入面浆中，用铁板将两面煎熟，再倒入适量的酱料即可。
2　中浓酱汁：日本家庭常备的一种调味品，主要是把蔬菜、水果充分熬煮后过滤，加入香料、醋混制而成。

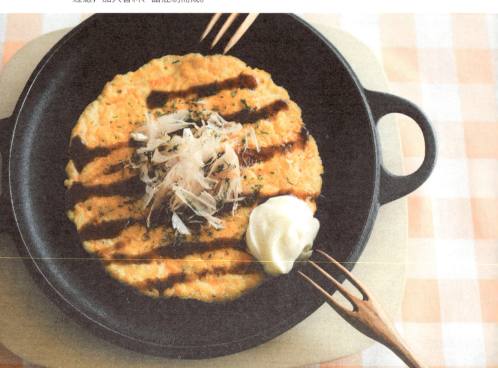

青豆天津饭[1]

材料（2人份）

青豆	40 克
水	150 毫升
盐	少许
鸡精…A	1/2—1 小勺
砂糖…A	1/2 小勺
酒…A	1/2 小勺
生姜泥…A	少许
蚝油…A	1 小勺
芝麻油…A	1/2 小勺
淀粉	1 小勺
鸡蛋…B	2 个
淀粉…B	1/2 小勺
色拉油…B	1/2 小勺
色拉油	1 小勺
米	100 毫升

制作方法

①在锅中加水和盐，下锅焯青豆（冷冻青豆可先用热水解冻）。
②在锅中加入A，煮沸后关火，倒入淀粉调成芡汁。
③在盆中加入青豆和B，并充分搅拌。
④加热平底锅，抹上色拉油，用中火煎步骤③的材料约30秒。
※ 事先热锅的目的是避免把鸡蛋煎得太熟。
⑤在盘中盛饭，并把步骤④煎好的食材盖在饭上，浇上步骤②的芡汁后即大功告成。

1 天津饭：日本的经典家庭料理，在中华料理相关的店里较为常见。实际上中国并没有天津饭这一做法，其制作方式更像中国的芡汁盖浇饭。

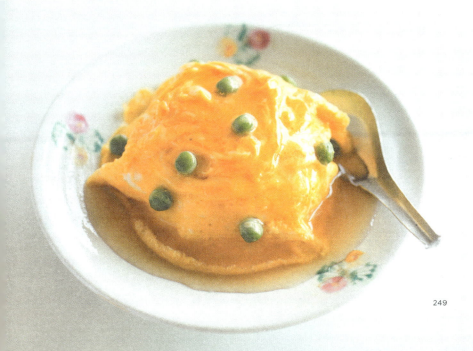

鱼

　　鱼中蕴含功效显著的 DHA 和 EPA。常有人说，日本人之所以长寿健康，国家之所以安泰发展，都和吃鱼这一习惯密切相关。我们生在可以吃到鲜鱼的国家里，是一件多么幸福的事啊！能喜欢上鱼，品味其中的美味，饮食上的喜悦感也会随之倍增。能享受大海的馈赠，那么在日本旅行的乐趣也会更上一层楼！单从这几个优点看，我也希望您的孩子能喜欢上吃鱼。

克服厌恶的烹调法示例

① 先学会吃鲑鱼松。
　↓
② 炸去骨鲑鱼或白身鱼。
　↓
③ 在奶油炖菜中加入鲑鱼或白身鱼。
　↓
④ 秋刀鱼或鲭鱼的龙田炸法。
　↓
⑤ 味醂烧鲭鱼。
　↓
⑥ 盐烤秋刀鱼（先把白肉部分剔出来给孩子吃）。

软糯味醂烧鲭鱼

材料（2人份）

鲭鱼切块	2段
盐	少许
味醂…A	2大勺
酱油…A	1大勺
白芝麻	2小勺
水	50毫升

制作方法

①将鲭鱼切块后抹盐，静置20分钟后擦净水分。
②用A腌制鲭鱼20分钟以上。
※ 腌制一晚风味更佳。
③把白芝麻撒在鱼肉上，先用平底锅煎有鱼皮的一面，煎至金黄后再小心翻过来。
④等鱼身也煎至金黄后在锅中加水，并盖上锅盖进行焖煮。收完汁后即可出锅。

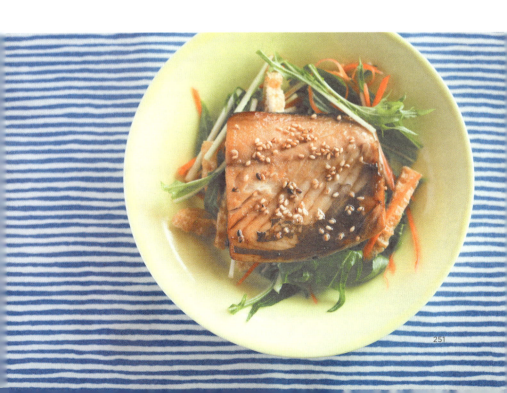

让人爱上吃鱼的

竹荚鱼汉堡排

材料（2人份）

竹荚鱼（鱼身段或刺身用的均可）	120 克
冷冻虾仁	100 克
半片	1/2 片
生姜泥…A	1 厘米
酱油…A	1 小勺
砂糖…A	1 小勺
酒…A	1 小勺
味噌…A	1/2 小勺
盐…A	少许
淀粉…A	1 小勺
紫苏叶	2 片
水	50 毫升

制作方法

①把竹荚鱼、虾仁、半片以及A倒入搅拌机里打成泥。

②将步骤①做成的泥状物捏成汉堡排的形状（手上蘸点儿油更便于塑形）。

③在汉堡排的一面盖上紫苏叶。

④加热平底锅，将汉堡排一面朝上放入锅中。

⑤底部煎至焦黄后加水，并盖上锅盖焖烧。

⑥收汁后即可盛盘。

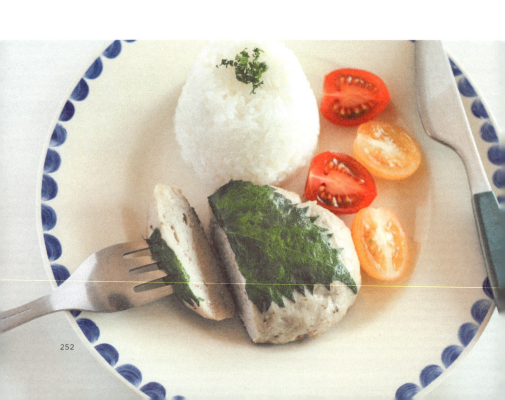

盐烤秋刀鱼

材料（2 人份）

秋刀鱼	2 条
盐	适量
酒	适量

制作方法

① 给整条秋刀鱼均匀抹上盐，并静置 20 分钟。
※ 为了去除腥味。
② 用厨房纸吸走秋刀鱼身上渗出的水分。
③ 把酒倒在秋刀鱼上。
※ 起到去腥提鲜的作用。
④ 将秋刀鱼放在烤鱼架上，并盖上锡箔纸用中火烤制 10 分钟。
※ 使整条秋刀鱼烧熟。
⑤ 等秋刀鱼全熟后去掉锡箔纸，将两面翻烤至焦黄即可盛盘。

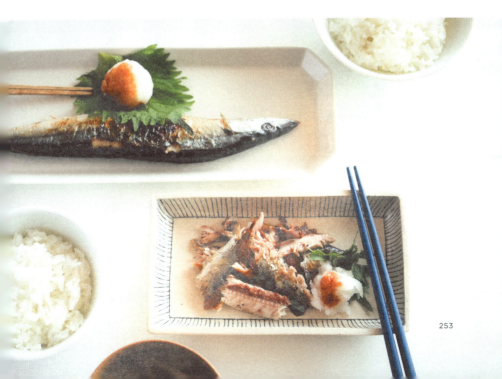